序章

「野菜スープ」をおすすめする理由

男も女も、アンチエイジングにはホルモンが大切

男性も女性も、ある程度の年齢になると、突然ガクッと老けてしまう人がいるのは、なぜでしょうか。

それは、男女問わず、更年期にさしかかってホルモンの分泌が低下してしまうことが大きな要因です。

男性の場合、「テストステロン」と「DHEA」という2つの男性ホルモンが、女性の場合、「エストロゲン」と「プロゲステロン」という2つの女性ホルモンが、私たちの若さを保つための重要な役割を果たしているのです。さらに、女性の場合は「DHEA」と甲状腺ホルモンも、大きな影響を及ぼしています。

ホルモンが減ったり、そのバランスが崩れたりすると、男女ともに、からだに脂肪がつきやすくなり、肌のハリ・ツヤ、毛髪の量など、見た目の老化が進みます。さらに、高血圧や動脈硬化が進んだり、心臓病や脳卒中といった深刻な病気のきっかけになることもあります。

あるいは、集中力や記憶力、何事につけてやる気が落ちたり、性欲が減退したり、イライラしやすくなったり、不安に襲われたり、うつ状態になるといった症状が出て

序章

「野菜スープ」をおすすめする理由

くるなど、いわゆる更年期障害の症状が強く出てしまう人もいます。

しかし、この段階で、「年齢とともにホルモンの分泌量が減ってしまうなら、もう仕方がない」と諦めてしまうのは早過ぎます。なぜなら、ホルモンの分泌は食事に大きな影響を受けているため、日々の食生活に注意することで、改善が見込めるからです。

実際、同じ年齢でも、いつまでも若々しく見える人と、すっかり老け込んで見える人がいます。その差は体質や生活習慣の違いもありますが、食事内容の違いが大きく関係しているのです。

そこで、本書でおすすめするのが、「野菜スープ」です。

このスープは、体内のホルモン量を保つために欠かせない成分をたっぷり含んでいる上に、誰でも簡単に作れて、しかも作りおきができる、忙しい現代人にぴったりのメニューです。なぜ「野菜スープ」がホルモン分泌のためにおすすめできるのか、もう少し詳しく見ていきましょう。

ホルモンはコレステロールから作られる

ホルモンの分泌にはさまざまな栄養素が関係していますが、まず間違いなく必要なのが、多くのホルモンの主原料であるコレステロールです。

コレステロールは卵や肉、魚などに含まれていますが、極端なベジタリアンや極端なダイエットをしている人を除くと、不足している人はごく一部であり、高めの人のほうが多いのが現実です。

むしろ、それより不足しがちなのは、ホルモンの製造工程においてコレステロール以外に必要になってくる、さまざまな成分です。

テストステロンやエストロゲン、ＤＨＥＡといったホルモンは、コレステロールを原料に作られますが、その製造工程はなかなか複雑で、工程段階ごとにさまざまな酵素やミネラル、ビタミンなどが作用しています。

酵素とは、消化や呼吸をはじめ、体内で行われるほぼすべての化学反応にかかわっているものです。たくさんの種類がありますが、いずれもたんぱく質を主な原料としていて、細胞内で作られます。

たんぱく質が豊富な食材といえば、やはり肉、魚、卵などですが、これらはおかずとして日頃から食べられていることが多く、極端に不足している人はそれほどいません。

それよりも、多くの人が不足しがちなのは、ホルモン製造工程に必要な、ビタミン類やミネラル類でしょう。具体的に挙げていくと、ビタミンA、ビタミンB群、ビタミンC、ビタミンE、そして、亜鉛、マグネシウム、鉄、セレンなどです。

これらの成分が足りないと、いくら体内にコレステロールやたんぱく質があったとしても、ホルモンを十分に作り続けることはできません。

つまり、ホルモンが足りない人は、コレステロールやたんぱく質が不足している人よりも、ビタミン類やミネラル類が不足している人が多いと考えられるのです。

そして、こうしたビタミンやミネラルを豊富に含んでいる食材の代表といえば、野菜です。ある程度の年齢になっても体内のホルモン量を保ち続け、若々しくあるために私たちがもっとも注意して毎日とるべき食材とは、やはり、野菜なのです。

ホルモンのための野菜が、圧倒的に不足している

健康を保ち、ホルモンバランスを正常に保つためには、三大栄養素といわれる、炭水化物、たんぱく質、脂質も必要です。ただ、繰り返しになりますが、これらについては、多くの人が、肉や魚、卵、ご飯やパンなどを食べることで、あまり意識しなくてもそれなりにとれているのが普通です。

それに比べると、野菜だけは、かなり意識して積極的に食べない限り、どうしても

不足しがちです。

厚生労働省では、野菜の摂取目標を、1日350gとしていますが、平成28年の「国民健康・栄養調査」によると、男性の平均が284g、女性の平均が270gで、どちらもまったく足りていません。

実際には、テレビコマーシャルや雑誌広告などで見たことがあると思いますが、1日に350gの野菜をとるのは、なかなか大変です。

たとえば、キャベツ2〜3枚＋ほうれん草1株＋トマト・なす・きゅうり各半分ずつ＋にんじん3〜4cm。これ全部でようやく350gです。

これを生野菜だけで食べるとなると、サラダを両手で小盛り1杯ぐらいを毎食、食べなければなりません。サラダは作りおきができないので、毎日野菜を切って用意する必要があり、十分に実践できる人が少ないのも、致し方ありません。

アンチエイジングのもうひとつの要、抗酸化力にも野菜が必須

野菜をたっぷり食べることで期待される健康効果は、ホルモン維持だけに限らずたくさんありますが、中でも注目したいのが、その抗酸化力です。

序章

「野菜スープ」をおすすめする理由

アンチエイジングに興味がある人にとって、「抗酸化」という言葉はすでにおなじみでしょう。抗酸化とは、活性酸素の影響を撃退する、という意味で、活性酸素とは、私たちのからだを酸化させ（サビさせ）、老化させてしまう物質です。呼吸から取り込んだ酸素や、赤外線、ストレスなどの影響を受けて、体内に増えていきます。細菌を殺す大事な役割も果たしているのですが、増え過ぎると細胞を攻撃するため、アンチエイジング最大の敵のひとつといわれています。

実は、男女ともに私たちの若さと大きく関係しているホルモンであるＤＨＥＡには、強い抗酸化作用があることがわかっています。

しかし、加齢によってＤＨＥＡが減っていくと、体内の抗酸化力も低下してしまうため、からだはますます酸化しやすくなり、老化が加速してしまいます。

ですから私たちは、30代に入ってＤＨＥＡが減りはじめる頃からは、特に抗酸化力が高い食事を心がける必要があるわけです。

そして、体内で高い抗酸化力を発揮してくれる栄養素が、ビタミンＡ、ビタミンＣ、ビタミンＥ、さらに、植物に含まれているファイトケミカル類です。

ファイトケミカルとは、野菜や果物に含まれている、色素や渋み、香り、アクなどを構成する成分で、細かく分類していくと１万以上も種類があるといわれています。

以前は栄養分と認められていなかったのですが、近年の研究で非常に高い抗酸化作用があることが判明し、注目を集めています。

抗酸化の観点からも、ファイトケミカルをたっぷり含んだ野菜を意識して食べることは、老化を防ぐことにつながるのです。

水に溶けやすい野菜の栄養が、スープなら丸ごととれる

野菜をどうやって食べるかも、意外と重要な問題です。

生でサラダにして食べるのもよいのですが、先ほどふれたように、毎食野菜を切って用意するのはなかなか大変ですし、何より、生のままだと、かなりたくさん食べる必要があります。

一方、ゆでるとかさは減りますが、ビタミンB群、ビタミンCなどの水溶性のビタミンは、水に浸けておくだけで流れ出てしまうので、栄養面から考えると、あまりよい方法とはいえません。

その点、スープにすれば、加熱されることで野菜のかさが減り、自然と十分な量の野菜が食べられます。その上、水の中に流れ出たビタミンも無駄にすることなくしっかりとれます。

また、水溶性ビタミンは熱に弱く、加熱すると壊れてしまうといわれていますが、100度ぐらいであれば、それほど損失がないこともわかってきました。

ですから、ホルモン分泌に欠かせないビタミン類をしっかりとるためには、野菜をスープにして食べるのは、非常に理に適っているのです。

作りおきができるから、習慣にしやすい

さらに、スープの大きな利点は、作りおきができる、ということでしょう。

忙しい毎日、栄養のことを考えて何種類かの野菜を、毎回メニューを考えて調理するのはかなり大変です。特に、朝食は、忙しい朝から野菜を調理していられないという方は多いはずです。

でも、スープであれば、休日など、時間があるときにまとめて作ってしまえば、5日間は冷蔵庫で保存ができるので非常に便利です。

朝食でも、必要な分だけ温めれば、すぐに食べられます。結果的に調理時間の短縮にもつながり、食卓も充実するはずです。

作りおき「野菜スープ」で老けない習慣　もくじ

序章

「野菜スープ」をおすすめする理由

アンチエイジングの
専門医・管理栄養士が教える

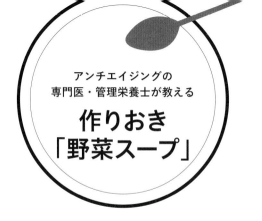

作りおき「野菜スープ」

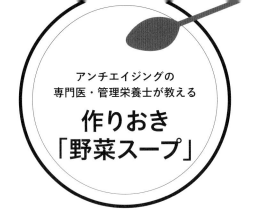

第1章

“若さ”を左右するホルモンの働き

第2章

若返りのホルモン「DHEA」とは何か

第3章

「副腎」と「甲状腺」がホルモン分泌のカギを握る

第4章

老けたくなければ、食習慣を変えなさい

アンチエイジングの
専門医・管理栄養士が教える

作りおき「野菜スープ」

1カップは200mℓ、大さじ1は15mℓ、小さじ1は5mℓです

男女兼用の老けないスープ①

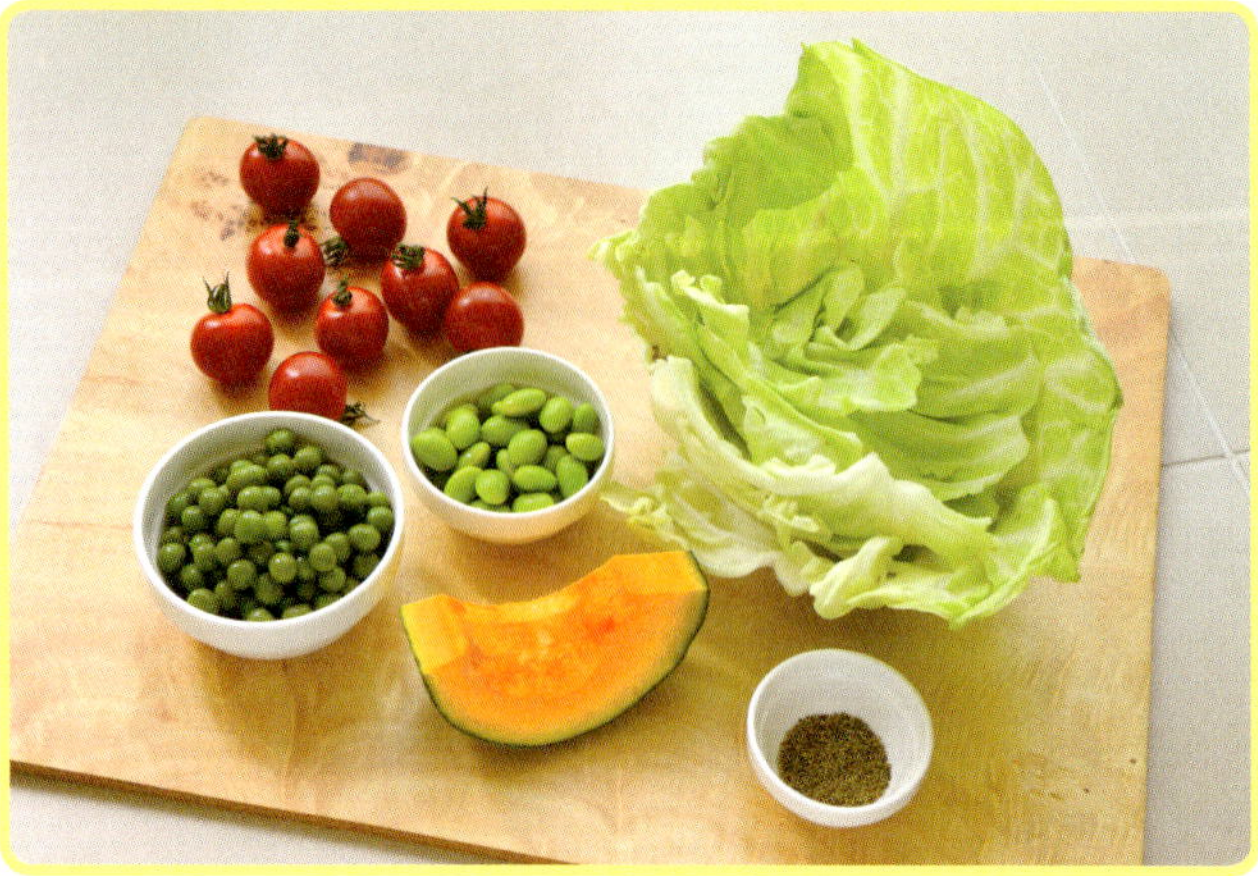

材料

【3～5日分】

枝豆（ゆで／冷凍でも可）……36コ
グリンピース（ゆで／缶詰・冷凍でも可）……大さじ3
かぼちゃ……90g
ミニトマト……9コ
キャベツ……3枚
塩……小さじ1と1／2
黒こしょう……適量
鶏がらスープの素（顆粒）……適量
水……5カップ

作り方

①かぼちゃは1㎝角に切る。キャベツは大きめのざく切りにする。
②鍋に水と鶏がらスープの素を合わせ、かぼちゃを入れて火にかける。
③煮立ったら、枝豆、グリンピース、ミニトマト、キャベツを加える。
④ひと煮立ちしたら、塩、黒こしょうで調味する。

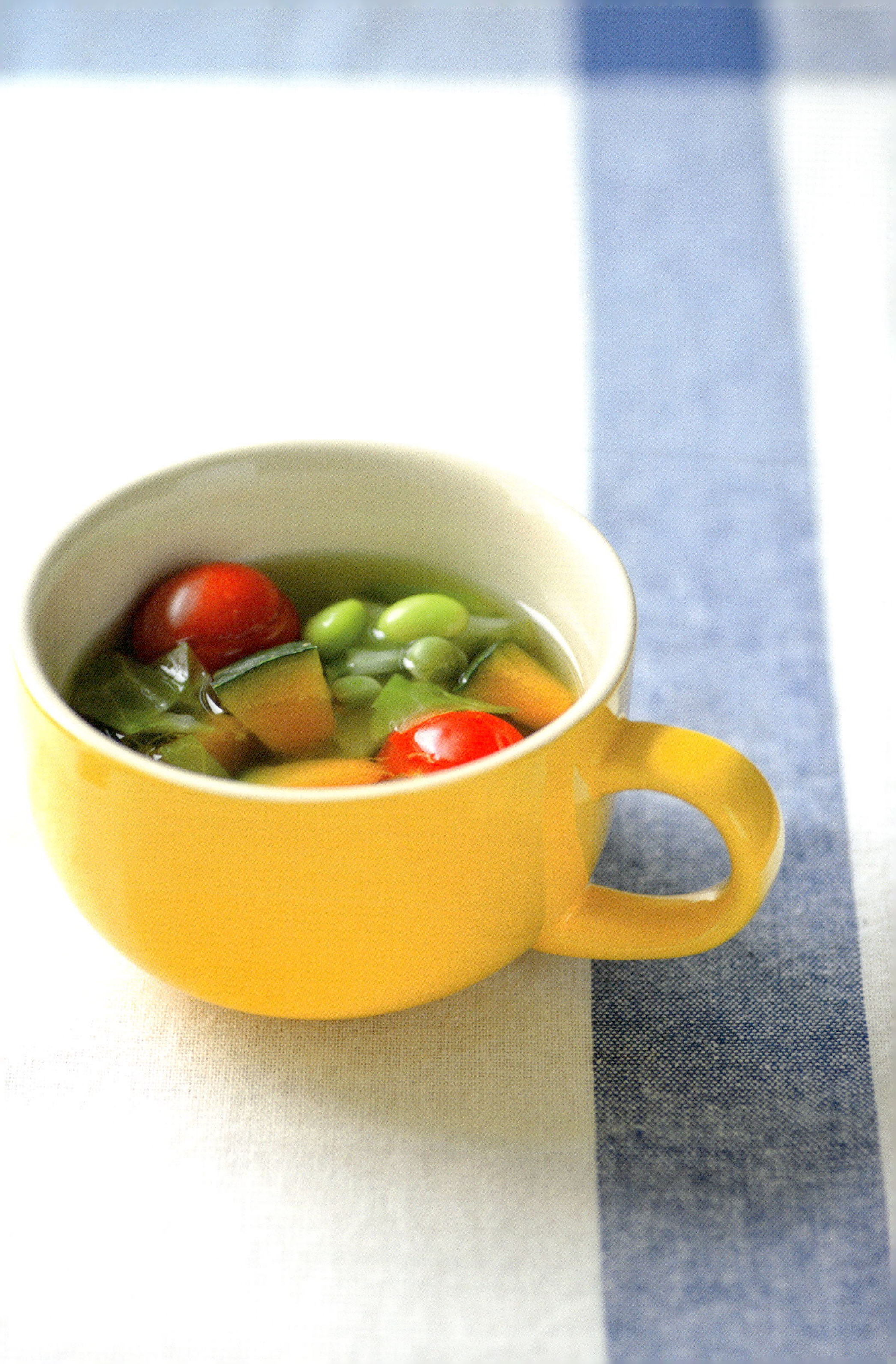

Soup Recipe Profile

男女兼用の老けないスープ①

私たちの体内では、日々、コレステロールを原料にさまざまなホルモンが作られています。その過程で欠かせないのが、ビタミンA、ビタミンB群、ビタミンC、ビタミンEなどのビタミン類と、亜鉛、マグネシウム、鉄、セレンなどのミネラル類。そのすべてがしっかりとれる、男性にも女性にもおすすめの、老けないスープです。

ビタミン類は、体内でビタミンAに変わるβ-カロテンやβ-クリプトキサンチンが、枝豆、グリンピース、かぼちゃ、キャベツに入っている上に、ビタミンCとビタミンEは、すべての具材に入っています。

ビタミンCが豊富なので、私たちのホルモンバランスの要《かなめ》ともいうべき、副腎の健康維持にも働くスープになっています。

ミネラルとしては、鉄、亜鉛、マグネシウムが、すべての食材に含まれています。

そのほかにも、ビタミンB群のひとつである葉酸、マンガンやセレンなど、ホルモン調整に必要な成分がいろいろ入っています。

また、たんぱく質が豊富な枝豆を使っているのも、このスープの特徴です。たんぱく質は、ホルモンの生成に働く酵素の主な原料になります。

枝豆に含まれているアルギニンはアミノ酸の一種で、体内で成長ホルモンの合成に働き、心とからだの若さを維持するのに効果を発揮します。成長ホルモンがしっかり分泌されると、からだの脂肪の代謝が促され、筋肉が強化されるので、男女ともに、見た目の若さの維持にもつながります。

そのほかにも、グリンピースのサポニン、かぼちゃのβ-カロテン、トマトのリコピン、キャベツのグルコシノレートなど、ファイトケミカルがたっぷり入っているので、私たちのからだを老けさせてしまう活性酸素を撃退し、動脈硬化を防ぎ、さまざまな成人病やがんの予防にも効果が期待できます。

さらに、豊富な食物繊維が排便を促し、腸内環境を整えるのにも役立ちます。腸は食べ物から入ってくる栄養素の窓口なので、腸が健康であることは、若さを維持するために非常に重要です。

豊富なビタミンとミネラル、ファイトケミカル、食物繊維がそろった、まさに若さを維持するための、理想的な野菜スープといえるでしょう。

男女兼用の老けないスープ②

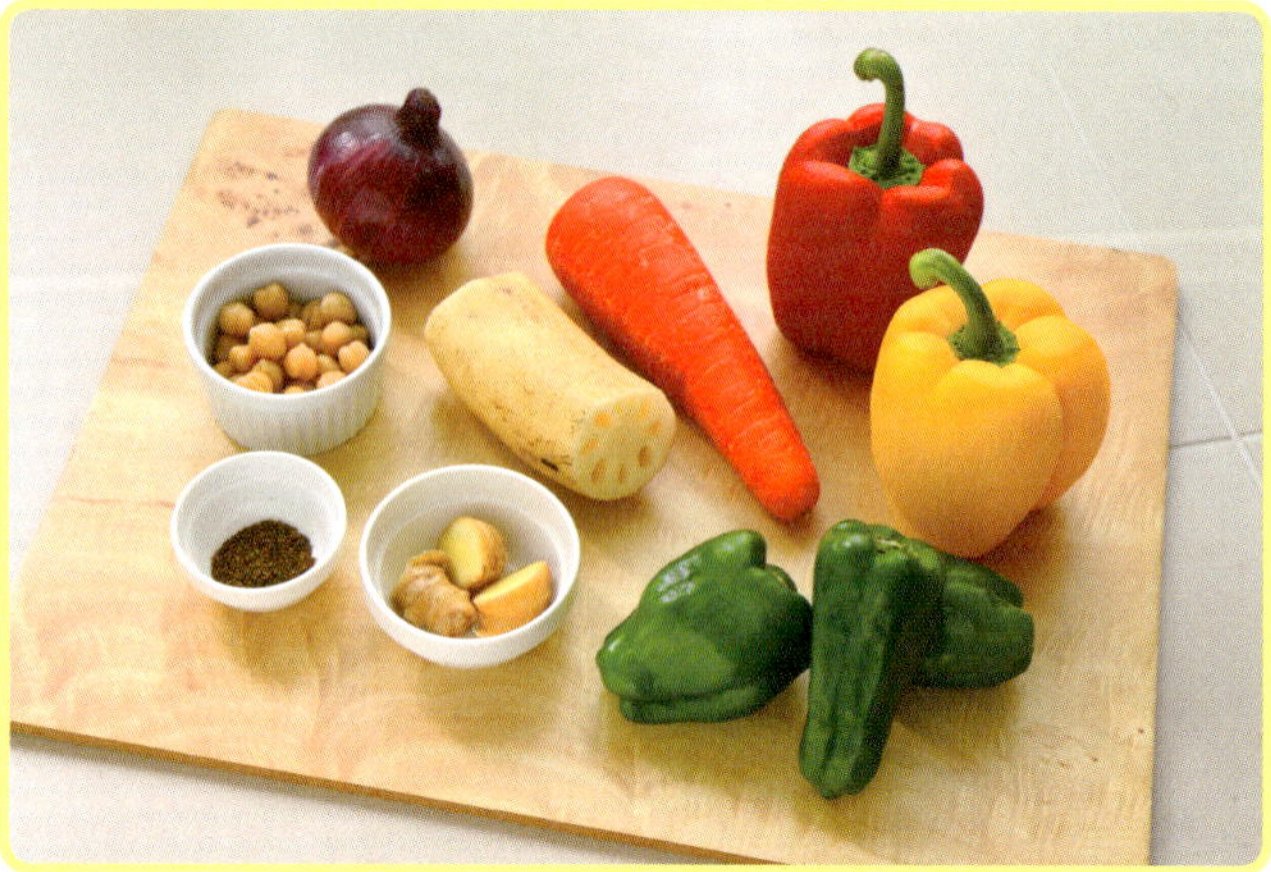

材料

【3〜5日分】

ひよこ豆（缶詰）……30個
紫玉ねぎ……1コ
にんじん……中1本
れんこん……120g
ピーマン……中3コ
赤パプリカ……1コ
黄パプリカ……1コ
しょうが……3かけ
塩……小さじ1弱
七味唐辛子……少々
コンソメの素（顆粒）……適量
水……5カップ

作り方

①紫玉ねぎは縦半分に切り、繊維にそって3㎜幅の薄切りにする。にんじんは皮をむいて4㎝長さのせん切りにする。れんこんは皮をむいて3㎜幅の半月切りにする。ピーマン、赤パプリカ、黄パプリカは縦半分に切り、繊維にそって3㎜幅の薄切りにする。しょうがはすりおろす。

②鍋に水とコンソメの素を合わせ、紫玉ねぎ、にんじん、れんこんを入れて火にかける。

③煮立ったら、ひよこ豆、ピーマン、赤パプリカ、黄パプリカを加える。

④ひと煮立ちしたら、しょうが、塩、七味唐辛子で調味する。

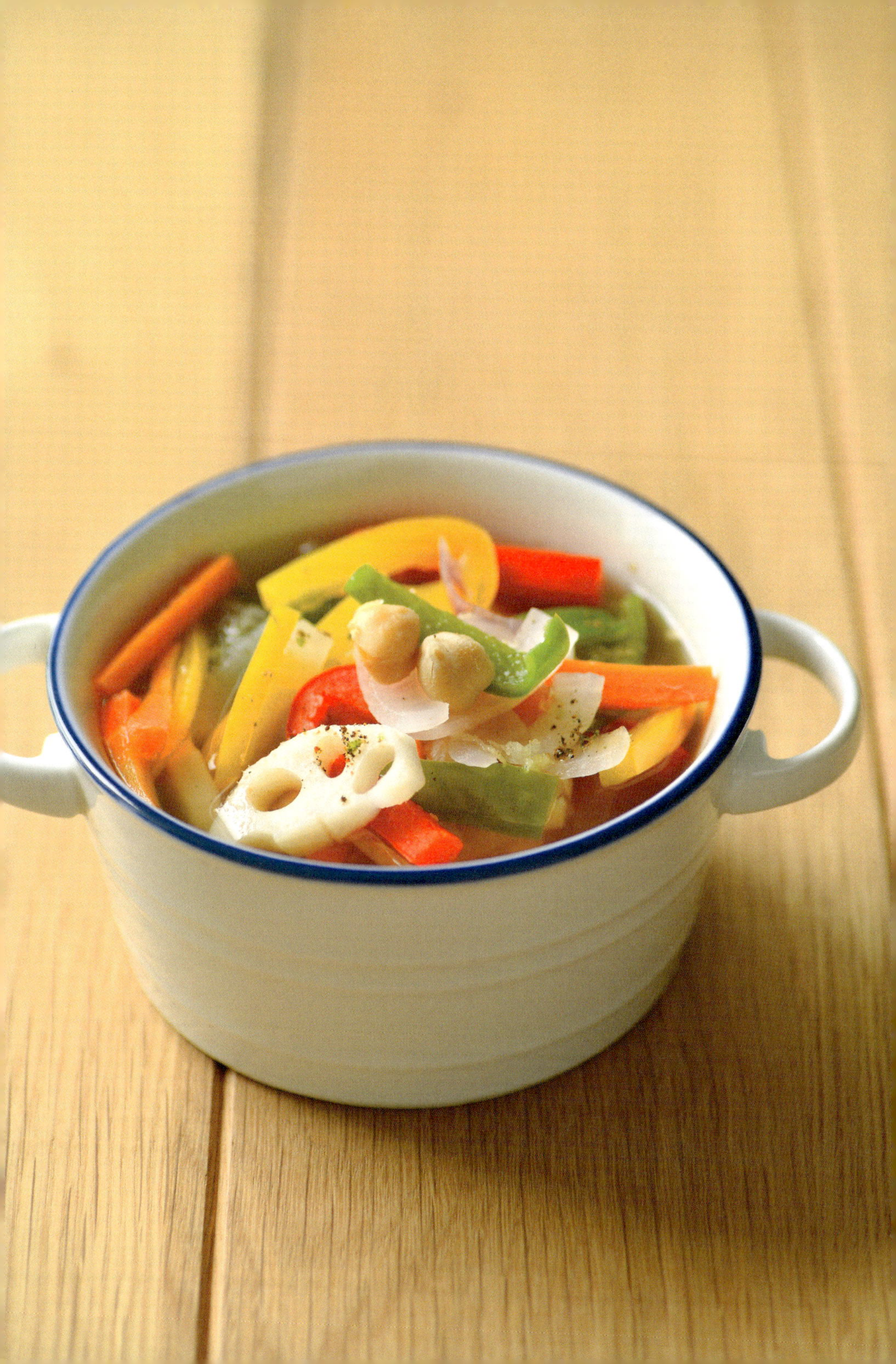

Soup Recipe Profile

男女兼用の老けないスープ②

唐辛子としょうがを使ってぴりっとした味わいに仕上げた、男女兼用の老けないスープです。

色とりどりの野菜が入っているので、ホルモンの生成に欠かせない、ビタミンA、ビタミンB群、ビタミンC、ビタミンEなどのビタミン類と、亜鉛、鉄、マグネシウムなどのミネラル類が、すべてこのスープで補給できます。

もちろん、高い抗酸化作用を発揮してくれるファイトケミカルも、たくさん入っています。

たとえば、ひよこ豆には苦み成分のサポニン、紫玉ねぎには赤紫色素のアントシアニン、にんじんには赤い色素のβ-カロテン、れんこんには苦み成分のカテキン、ピーマンには緑の色素のクロロフィル、赤パプリカには赤い色素のカプサンチン、黄パプリカには黄色い色素のβ-クリプトキサンチン、しょうがには辛み成分であるショウガオール、唐辛子には辛み成分のカプサイシンなどが、それぞれ入っています。

また、ひよこ豆、れんこん、にんじんが入っていることで、セレンが比較的豊富なスープになっています。

セレンには、水銀など、体内にたまった有害なミネラル類を無害にしてくれる酵素の働きを高める力があります。水銀が体内にたまると、甲状腺の機能が落ち、ホルモンの分泌とバランスに悪影響を及ぼします。また、体内で活躍しているいろいろな酵素の働きを弱めてしまうため、代謝が落ち、ホルモン産生やエネルギー産生も妨げられてしまいます。

有毒なミネラルは、普通の食生活をしていれば、必ず少しずつ体内に蓄積していき、副腎を疲れさせ、ホルモンバランスを乱す大きな要因になります。適度にセレンを補給することは、デトックスにもつながります。

さらに、セレンには抗酸化作用もあり、特に、ビタミンEと一緒にとると、その働きがいっそう高まります。このスープには、ビタミンEもしっかり入っているので、ダブルで抗酸化作用が期待できます。

食事をおいしく、楽しく食べることは、ホルモンの活性化の面からも大切です。見た目も鮮やかなスープなので、食卓を華やかに、気持ちを明るくしてくれるはずです。

男性ホルモンが活性化するスープ①

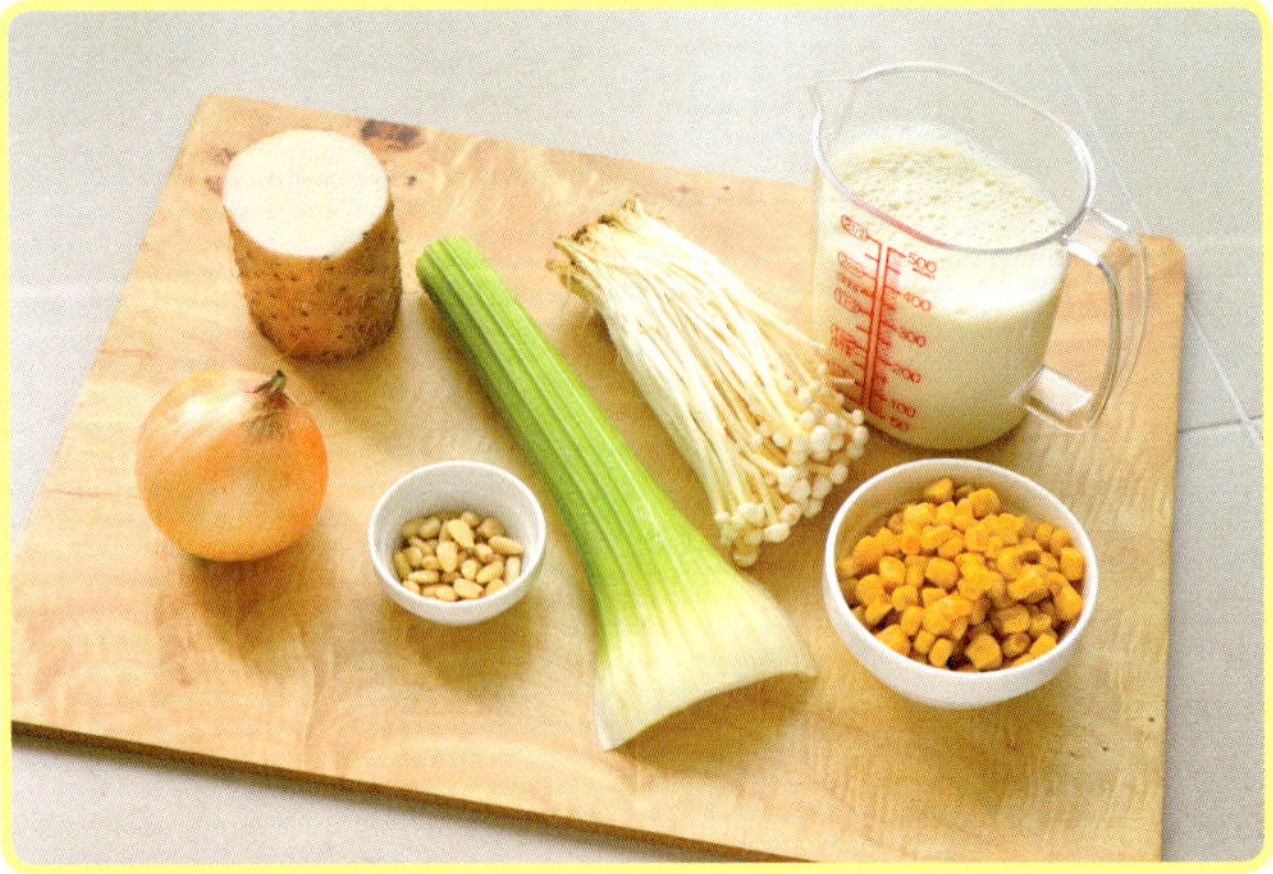

材料

【3～5日分】

えのきだけ……1袋（85g）
長いも……1／2本（180g）
セロリ……1本（100g）
玉ねぎ……中1コ
コーン（缶詰）……90g
松の実……大さじ1
かつおだし……3カップ
豆乳……2カップ
塩……小さじ1と1／2

作り方

①えのきだけは石づきを取り、3等分にする。長いもは皮をむき、4㎝長さの拍子木切りにする。セロリは筋を取り、4㎝長さの太めのせん切りにする。玉ねぎは縦半分に切り、1㎝幅に切る。
②鍋にかつおだし、えのきだけ、長いも、セロリ、玉ねぎを入れて火にかける。
③煮立ったら、コーン、松の実を加える。
④ひと煮立ちしたら、豆乳、塩を加え、沸騰直前で火を止める。

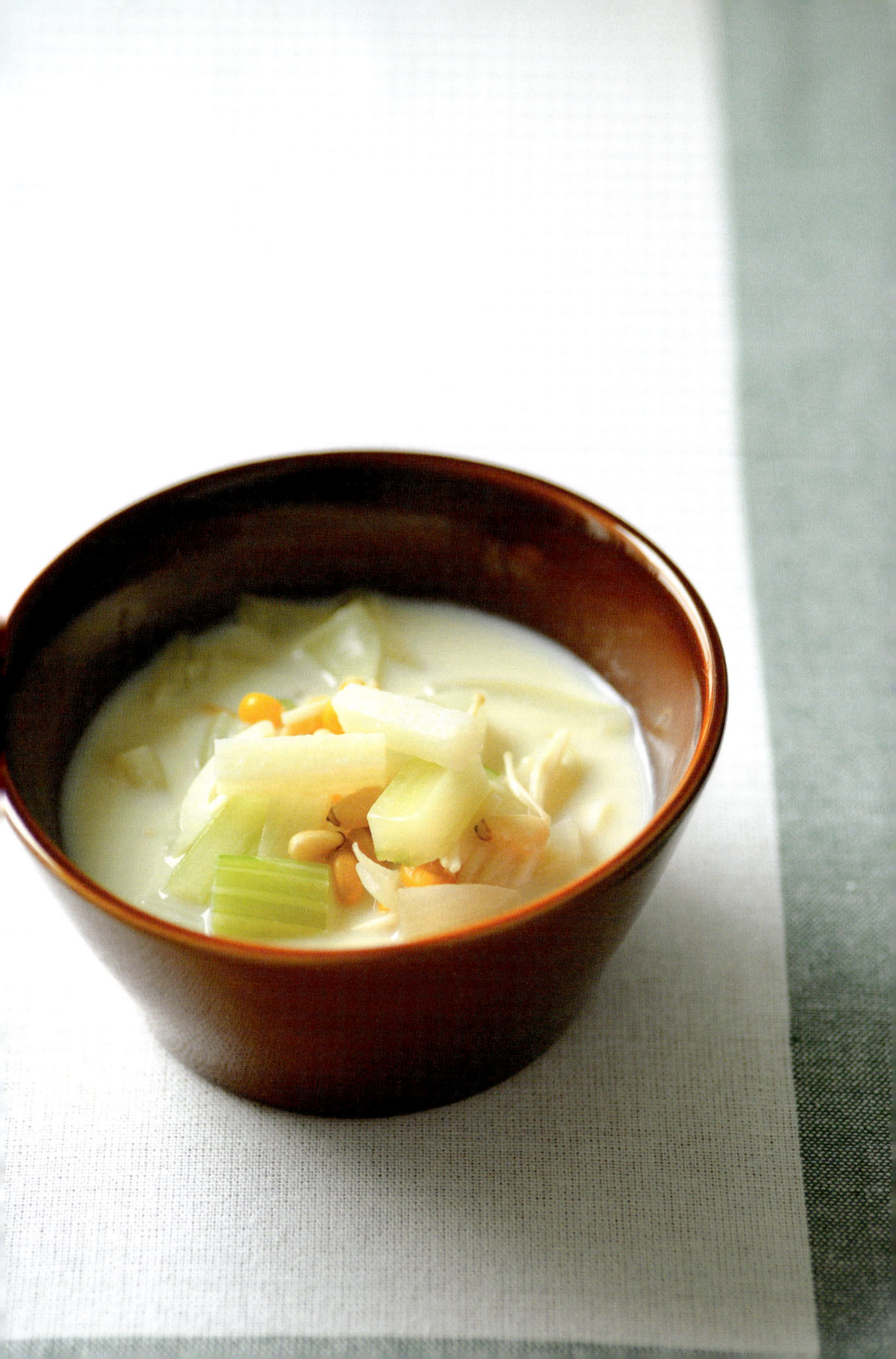

Soup Recipe Profile

男性ホルモンが活性化するスープ①

ホルモンの生成に欠かせない成分と、男性ホルモンを活性化する成分がたっぷり入った、男性におすすめのスープです。

まず、長いもが入っているので、ジオスゲニンが摂取できます。ジオスゲニンは、副腎で作られるホルモンのＤＨＥＡと似た構造を持つことで知られ、実際、海外で生産されているホルモン剤の原料には、同じヤマノイモ科の植物が使われています。ＤＨＥＡはさまざまなホルモンの原料にもなっているので、日常的にジオスゲニンを摂取することで、男性ホルモンの活性化が期待できます。

ホルモンの生成に欠かせないビタミンやミネラルも、豊富に入っています。特に、ビタミンB_6は、すべての具材に含まれています。ビタミンB群の仲間であるナイアシンは、えのきだけ、長いも、コーン、豆乳に多く、不足しがちなビタミンB_{12}は、かつおだしで摂取できます。

ホルモンの生成に働き、高い抗酸化作用を発揮してくれるビタミンＣも、長いも、セロリ、玉ねぎなどから補給できます。ビタミンCは副腎でたくさん消費される成分でもあるので、日頃から多めの摂取を心がけましょう。

さらに、松の実が含まれていることも、このスープの大きなポイントです。松の実には、テストステロンそのものが含まれています。ビタミンやミネラルも豊富なので、若さと健康維持のために、特に男性におすすめの食材のひとつです。

そのほか、男性ホルモンと似た構造を持つ成分が入っているセロリや、男性ホルモンの分泌を促しその働きを助ける効果が期待できるコーンも入っています。

豆乳を使っているので、たんぱく質もしっかり補給できます。たんぱく質は、ホルモンの生成に働く酵素の原料になります。

また、豆乳のたんぱく質には成長ホルモンの合成に働くアルギニンも含まれています。アルギニンは筋肉強化や、精子の数を増加させる効果も認められています。

食物繊維もすべての具材に入っているので、糖の吸収を穏やかにすることで肥満や糖尿病を防ぎ、腸内環境を整えるのにも役立ちます。

ホルモンの原料となる成分や、ホルモンの働きを助ける成分、そして、腸の状態を良くする食物繊維がいっぱい入ったこのスープで、男らしさ、若さ、そして健康の維持に努めましょう。

男性ホルモンが活性化するスープ②

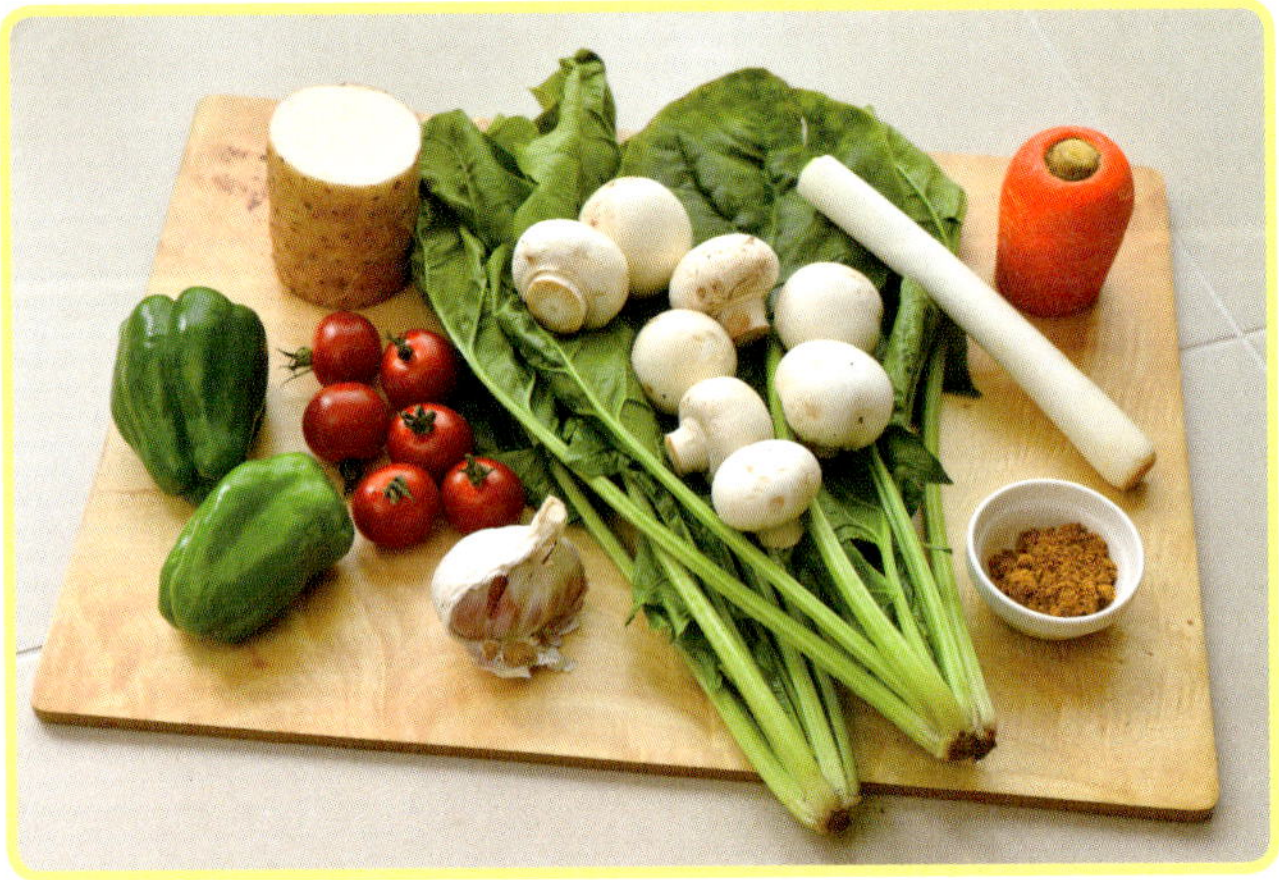

材料【3〜5日分】

マッシュルーム……8コ
長いも……1／2本（180g）
にんじん……中1／2本
にんにく……1／2玉
ほうれん草……1／2束
ピーマン……中2コ
長ねぎ……1／2本
ミニトマト……6コ
カレー粉……大さじ1
塩……小さじ1と1／2
鶏がらスープの素（顆粒）……適量
水……5カップ

作り方

①マッシュルームは3等分に切る。長いも、にんじんは皮をむき、1cm角に切る。にんにくは1かけを縦半分に切る。ほうれん草は下ゆでして、ざく切りにする。ピーマンは1cm幅の色紙切りにする。長ねぎは1cm幅に切る。ミニトマトは縦半分に切る。
②鍋に水と鶏がらスープの素を合わせ、マッシュルーム、長いも、にんじん、にんにくを入れて火にかける。
③煮立ったら、ほうれん草、ピーマン、長ねぎ、ミニトマトを加える。
④ひと煮立ちしたら、カレー粉、塩で調味する。

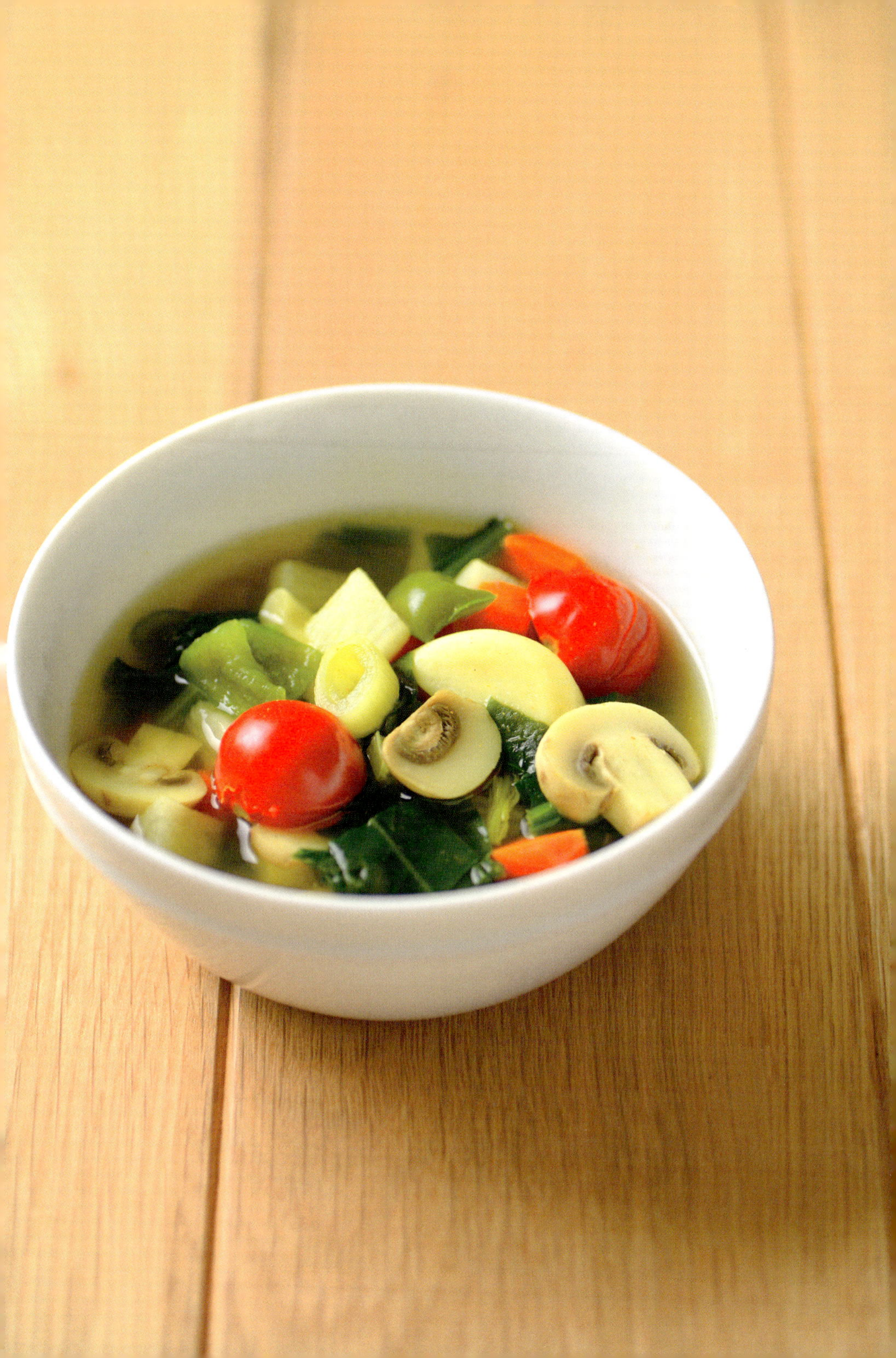

Soup Recipe Profile

男性ホルモンが活性化するスープ②

男性ホルモンを活性化する食材がたっぷり入った、カレー風味のスープです。

まず、長いもが入っているので、ジオスゲニンを摂取できます。ジオスゲニンは、男性ホルモンの原料となるＤＨＥＡと似た構造を持っていることで知られ、ホルモンの分泌を整える効果が期待できます。

マッシュルーム、ほうれん草、にんじん、ピーマン、ミニトマトなどの野菜からは、ホルモンの生成に欠かせない、ビタミン類とミネラル類が幅広くとれます。

特にマッシュルームは、摂取しづらいビタミンＤやビタミンＢ群が豊富な上に、銅とセレンも含んでいる、非常に健康的な食材のひとつです。

また、長ねぎとにんにくがたっぷり入っているので、アリシンも豊富。

アリシンは、ビタミンB1の吸収を高めるとともに、ビタミンB1と結合してアリチアミンに変わり、長く血中に留まって疲労回復に効果を発揮します。体内に疲労が蓄積されていると、副腎をはじめとした内分泌器官にも影響が及びます。ホルモン量維持の面からもビタミンをたっぷりとって、疲れをため込まないようにしましょう。

さらにこのスープには、男性ホルモンの生成に欠かせないビタミンB6が豊富なにんにくがたっぷり入っています。

にんにくには、成長ホルモンの分泌を促し、血流を良くするアルギニンも含まれているので、男性ホルモンの活性化に役立ちます。

にんにくといえば、精力がつくイメージがありますが、実際、滋養強壮効果や免疫力を上げる効果などがあり、男性の若さと健康を維持するのにもってこいの食材です。動脈硬化、高血圧、糖尿病などを緩和させる働きもあり、アメリカの国立がん研究所は、がん予防効果の高い食品のナンバーワンに挙げています。ある程度の年齢になったら、病気予防のためにも、積極的にとりたい野菜のひとつといえるでしょう。

また、カレー粉に含まれているクルクミンなどのスパイス類には、強力な抗酸化力があります。ほうれん草に含まれるルテインやゼアキサンチン、にんじんのβ-カロテン、ピーマンのクロロフィル、長ねぎのアリシン、ミニトマトのリコピンといったファイトケミカルと併せて、活性酸素を撃退する効果が見込めます。にんにくとともに健康維持に働き、男性ホルモンを活性化してくれるはずです。

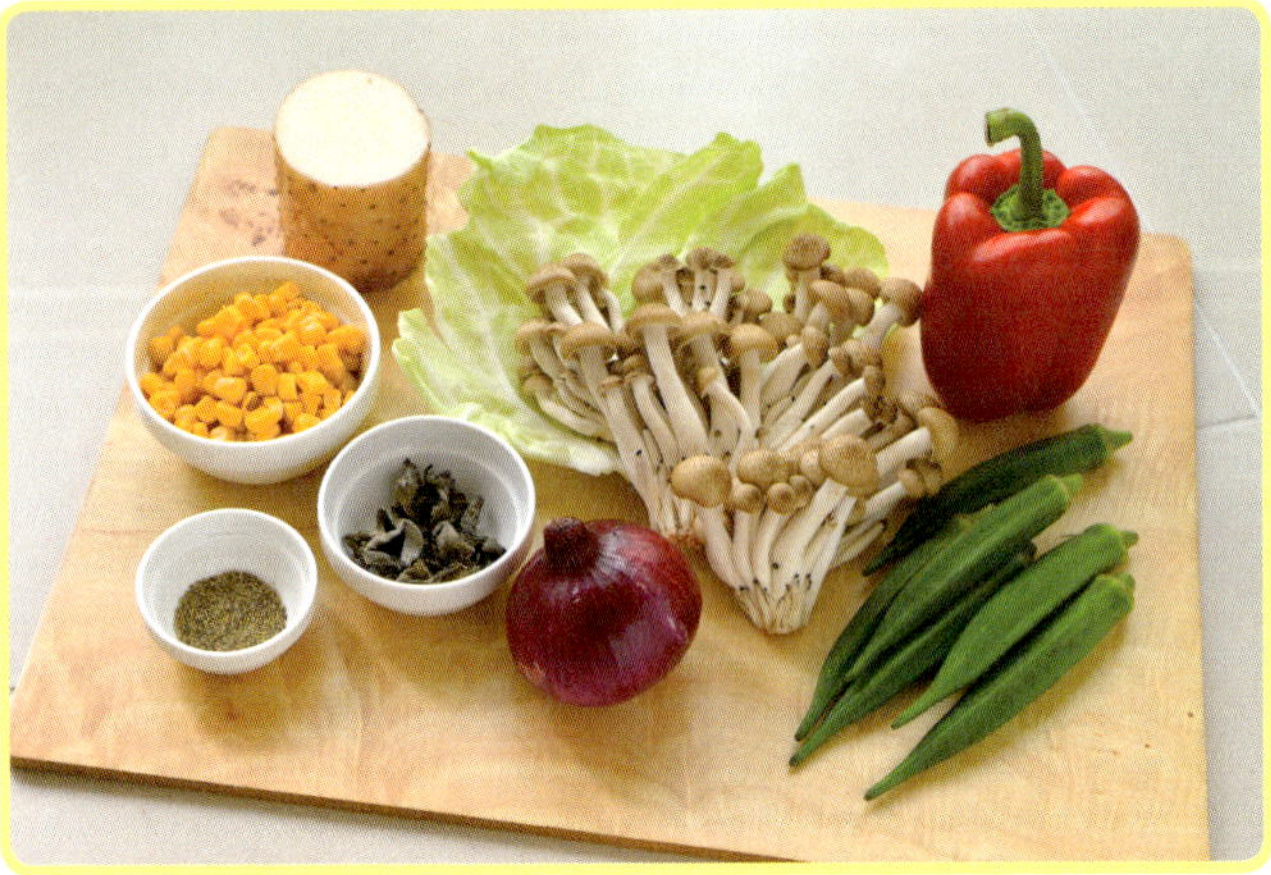

女性ホルモンが活性化するスープ①

材料
【3～5日分】

長いも……1／2本（180g）
しめじ……1パック（90g）
オクラ……6本
紫玉ねぎ……中1コ
キャベツ……1枚
赤パプリカ……1コ
黒きくらげ（乾燥）……10コ（5g）
コーン（缶詰）……90g
塩……小さじ1と1／2
黒こしょう……適量
鶏がらスープの素（顆粒）……適量
水……5カップ

作り方

①長いもは皮をむき、4㎝長さの拍子木切りにする。しめじは石づきを取る。オクラは3等分にする。紫玉ねぎは縦半分に切り、1㎝幅に切る。キャベツ、赤パプリカは2㎝幅の短冊切りにする。黒きくらげは水でもどし、半分に切る。
②鍋に水と鶏がらスープの素を合わせ、長いも、しめじ、オクラ、紫玉ねぎを入れて火にかける。
③煮立ったら、キャベツ、赤パプリカ、黒きくらげ、コーンを加える。
④ひと煮立ちしたら、塩、黒こしょうで調味する。

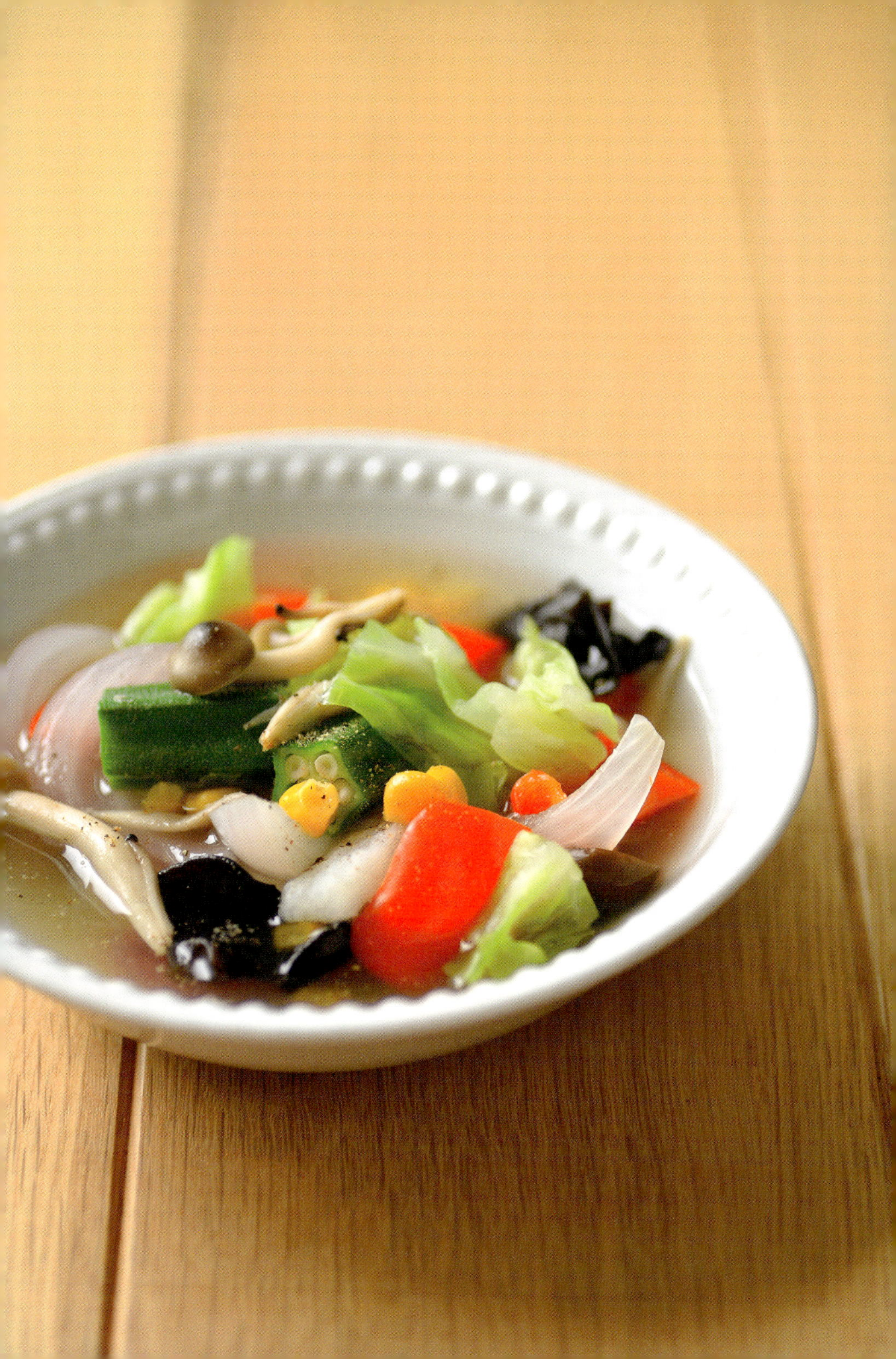

Soup Recipe Profile

女性ホルモンが活性化するスープ①

女性ホルモンの生成に欠かせないビタミンやミネラルがたっぷり入った、女性にうれしいスープです。

まず、長いもが入っているので、ジオスゲニンが摂取できます。ジオスゲニンは、DHEAと似た構造を持っているので、副腎の働きを助け、ホルモンバランスを保つとともに、エストロゲンの分泌を促す効果が期待できます。

そのほか、しめじ、オクラ、紫玉ねぎ、キャベツ、赤パプリカ、黒きくらげ、コーンで、ホルモン分泌に必要なビタミンB群のビオチンと葉酸、ビタミンC、ビタミンD、ビタミンE、ビタミンK、さらに、カルシウム、鉄、亜鉛、マグネシウムなどがしっかりとれます。

特に、女性ホルモンの活性化に欠かせないビタミンEが、長いも、オクラ、赤パプリカ、コーンなどから補給できるのが、大きな特徴です。

ビタミンEは、女性ホルモンのプロゲステロンを生成する働きと、その働きを促す作用の両方を持っています。

一般に、女性ホルモンの減り方はエストロゲンよりもプロゲステロンのほうが早いことが多いため、その生成を促すビタミンEは、女性の若さと健康のために、もっとも大切な栄養素のひとつといえます。

また、女性ホルモンの分泌が下がってきたとき、特に注意したい病気が、骨粗しょう症です。

ビタミンDは、カルシウムの吸収を高め、骨粗しょう症の予防に働くので、特に女性は早いうちから多めにとっておきたい栄養素です。さけやきのこ類などに豊富ですが、食品でもっとも多く含んでいるのは乾燥きくらげ。このスープには黒きくらげが入っているので、ビタミンDもしっかり補給できます。

野菜でとりづらいビタミンB12は、鶏がらスープの素を使うことで補っています。

オクラをはじめ、紫玉ねぎ、赤パプリカ、黒きくらげ、コーンなど、色とりどりの野菜が入っているので、ファイトケミカルも豊富。私たちのからだを老けさせてしまう活性酸素を撃退する力も持った、心強い野菜スープです。

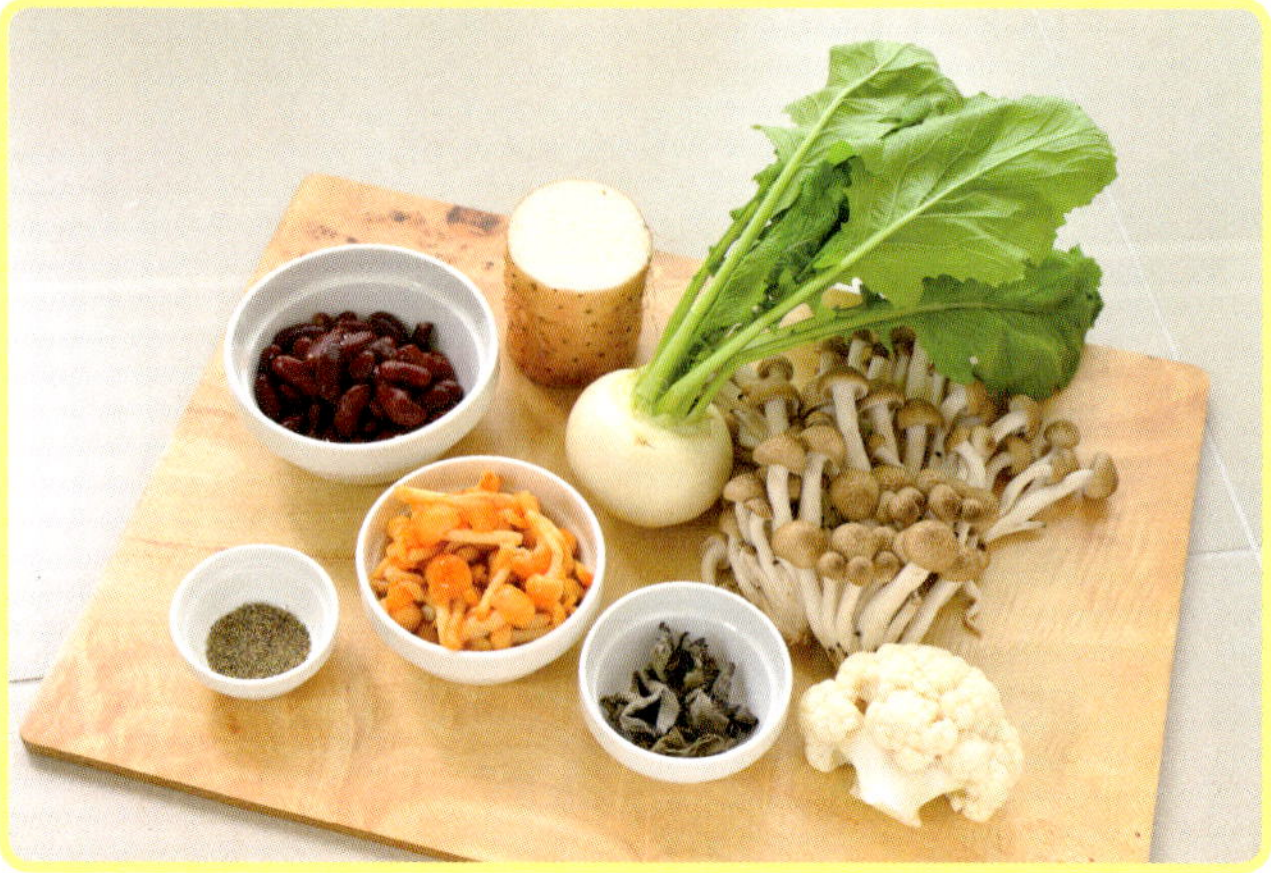

女性ホルモンが活性化するスープ②

材料
【3〜5日分】

長いも……1／2本（180g）
カリフラワー……1／4コ（75g）
かぶ……中1コ
かぶの葉……1株分
しめじ……1パック（90g）
なめこ……1袋
レッドキドニー（缶詰）……100g
黒きくらげ（乾燥）……10コ（5g）
塩……小さじ1と1／2
黒こしょう……適量
かつおだし……5カップ

作り方

①長いもは皮をむき、1cm幅の半月切りにする。カリフラワーは細かく刻む。かぶは皮をむき、1cm幅の半月切りにする。かぶの葉はざく切りにする。しめじは石づきを取る。なめこは水洗いし、水気をきる。黒きくらげは水でもどし、ざく切りにする。
②鍋にかつおだし、長いも、カリフラワー、かぶ、しめじ、なめこを入れて火にかける。
③煮立ったら、かぶの葉、レッドキドニー、黒きくらげを加える。
④ひと煮立ちしたら、塩、黒こしょうで調味する。

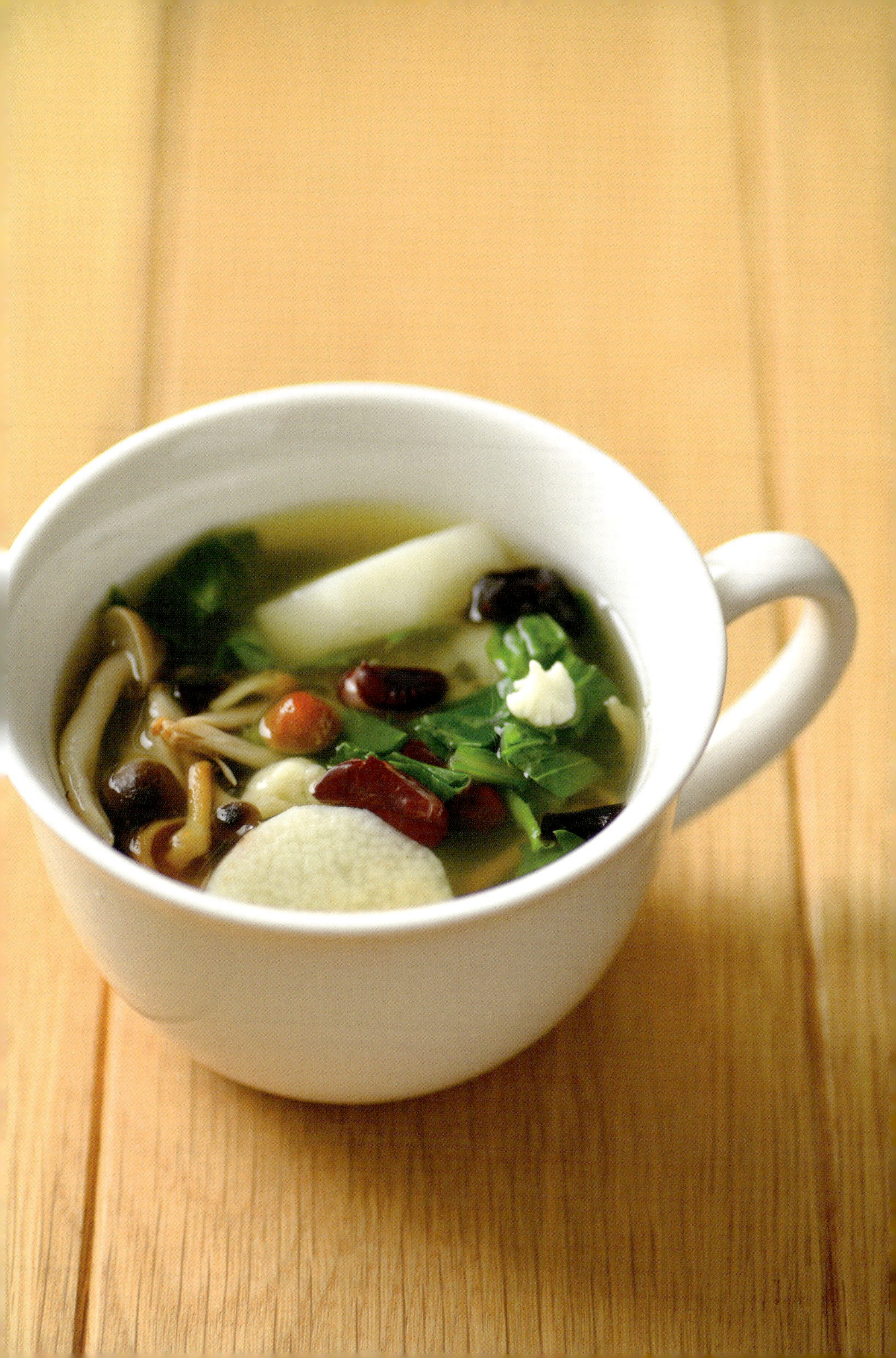

Soup Recipe Profile

女性ホルモンが活性化するスープ②

女性の場合、男性以上に、ホルモンバランスを良好に保つのが難しいため、毎日の食事内容に気を配ることは非常に重要です。女性ホルモンを活性化し、バランスを整える食材がたっぷり入ったスープで、若さと健康を維持していきましょう。

このスープの大きな特徴は、カリフラワーとかぶを使っていること。どちらもアブラナ科の植物で、女性のホルモンバランスの調整に有効なインドール3カルビノールが入っています。

エストロゲンというと、女性の若さのために良い効果ばかりが強調されていますが、エストロゲンの中には、乳がんや子宮がんの発生にも関与していると考えられる、悪玉エストロゲンが存在します。

女性のホルモンバランスを整えるためには、この悪玉エストロゲンができるだけ体内で増えないようにすることが大切で、カリフラワーやかぶに含まれているインドール3カルビノールには、その効果が期待できるのです。

カリフラワーは、ビタミンB群、ビタミンC、ビタミンE、ビタミンKも豊富で、亜鉛、銅、鉄、マグネシウム、カルシウムなども含んでいる、ホルモンの活性化に非常に効果的な野菜です。

カリフラワーといえば、ゆでて食べる人が多いようですが、せっかくのビタミンB群やビタミンCは水に流れ出てしまいます。その点、スープにすれば、カリフラワーに含まれていた豊富なビタミン類をしっかりいただけます。

また、長いもからは、DHEAと似た構造を持つ、ジオスゲニンが摂取できるので、たくさんのホルモンを作っている副腎の疲労防止にも役立ちます。

レッドキドニーに含まれているファイトケミカルのアントシアニンは、高い抗酸化作用があり、特に、血管を健やかにしたり、血流を良くする働きがあります。みずみずしくツヤのある肌の維持に、効果的な栄養素といえるでしょう。

さらに、食物繊維が豊富な食材がいろいろ入っているので、腸内環境を整え、からだにたまった悪玉エストロゲンや有害ミネラルなどのデトックスにも役立ちます。

女性ホルモンの分泌を促し、女性の若さと健康の妨げになるものを抑制・排出させる、両方の効果が期待できるスープです。

前立腺肥大を予防・改善するスープ

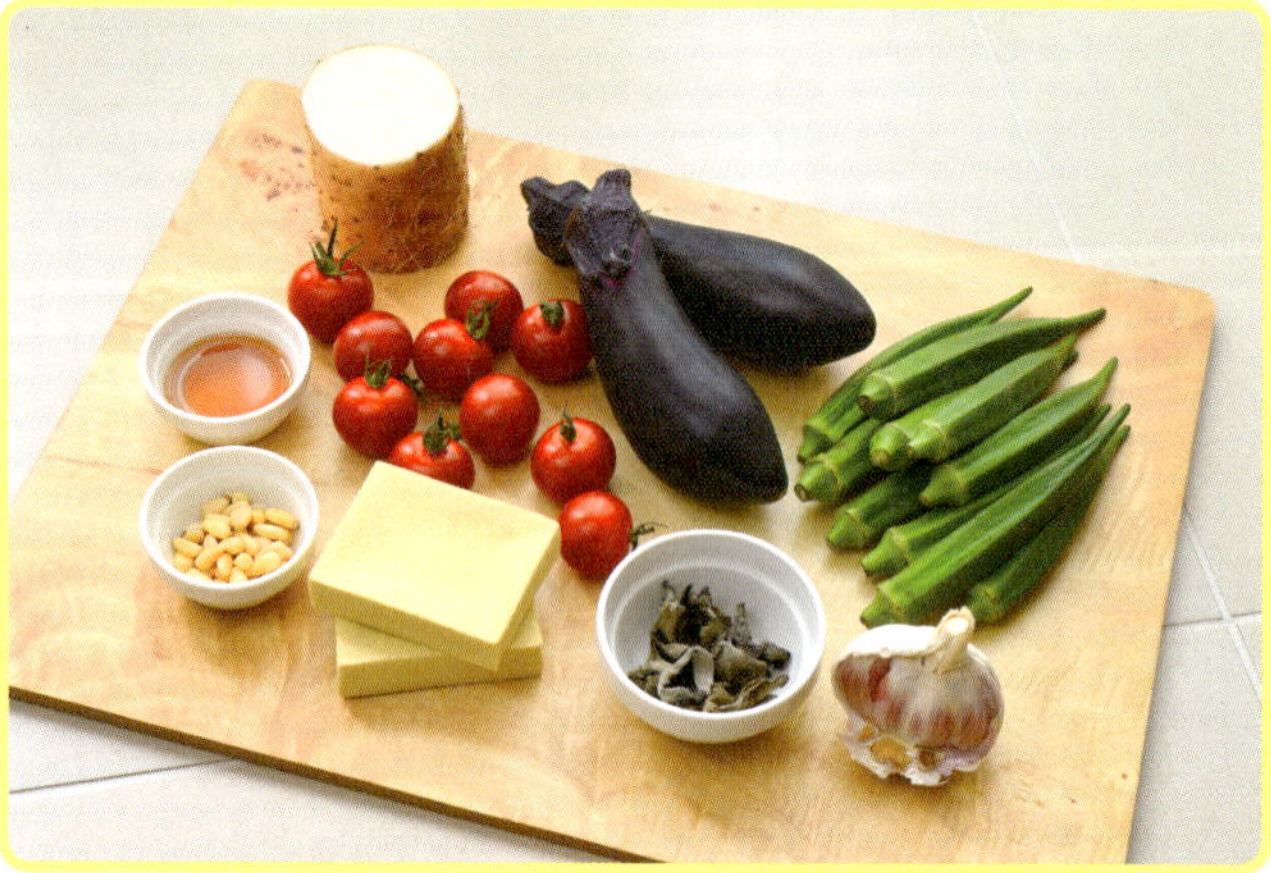

材料【3～5日分】

ミニトマト……10コ
長いも……1／2本（180g）
なす……中2本
オクラ……10本
にんにく……1／2玉
高野豆腐（乾燥）……2枚
黒きくらげ（乾燥）……10コ（5g）
松の実……大さじ1
塩……小さじ1と1／2
ごま油……大さじ1
中華スープの素（顆粒）……適量
水……5カップ

作り方

①長いもは皮をむき、乱切りにする。なすは乱切りにする。オクラは縦半分に切る。にんにくは1かけを縦半分に切る。高野豆腐は水でもどし、4等分にする。黒きくらげは水でもどし、半分に切る。
②鍋に水と中華スープの素を合わせ、長いも、なす、オクラ、にんにく、高野豆腐を入れて火にかける。
③煮立ったら、ミニトマト、黒きくらげ、松の実を加える。
④ひと煮立ちしたら、塩、ごま油で調味する。

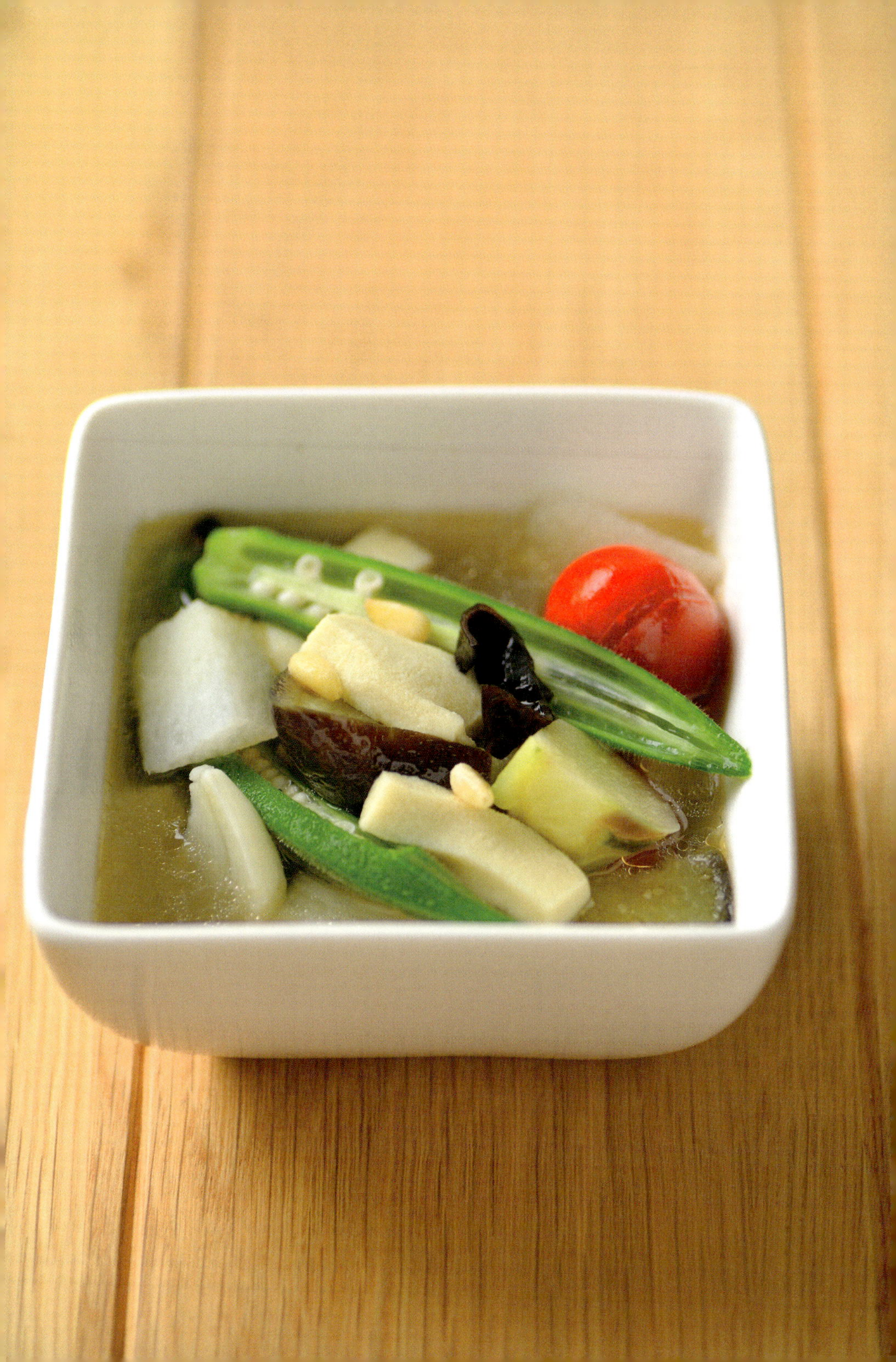

Soup Recipe Profile

前立腺肥大を予防・改善するスープ

男性の場合、ホルモンの低下とともにもっとも起きやすい問題が、前立腺の機能低下や炎症でしょう。

特に、膀胱の出口にある前立腺が肥大することで、前立腺の内部を通る尿道を圧迫し、排尿障害を起こす前立腺肥大は、年齢が上がるとともに発症率は高くなります。中高年男性の多くが前立腺が肥大することがわかっており、70歳以上の男性の約7割は前立腺肥大という報告もあります。

原因ははっきりとはわかっていませんが、主に加齢によって起こってきます。テストステロンには前立腺や膀胱を守る働きがあるので、テストステロン値が落ちてくると、どうしても発症しやすくなるのです。

中華風味のこのスープには、主に前立腺の健康を維持するために必要な栄養素がたっぷり含まれています。

まず、男性の健康維持にもっとも大切なミネラルのひとつである、亜鉛をしっかり補給できます。亜鉛は、前立腺の中にたくさんある精液の質と量を整えるのに欠かせない大切なミネラルです。いくつかの食材に含まれていますが、特に高野豆腐に豊富です。

高野豆腐には、抗酸化力やデトックス作用を持つセレンも入っています。また、前立腺の健康に欠かせないムチンも補給できます。ムチンはいわゆるネバネバ成分で、長いもとオクラに豊富です。

ファイトケミカルもいろいろ入っていますが、特に、ミニトマトの赤い色素であるリコピンと、なすの赤紫の色素であるアントシアニンがポイントです。これらには炎症を抑える効果が認められているので、前立腺の病気を防ぐ効果が期待できます。

がんの予防効果が高いことで知られるビタミンDも、黒きくらげからしっかり摂取できます。ビタミンDはなかなかとりづらい栄養素のひとつですが、前立腺がんなどの予防のためにも、毎日の食事からしっかりとりましょう。

さらに、テストステロンそのものが含まれている松の実や、滋養強壮効果が高いにんにくも入っているので、男性ホルモンの分泌を高めることで、前立腺の健康を守ります。もちろん、全身の免疫力の強化にも役立つスープです。

EDを予防・改善するスープ

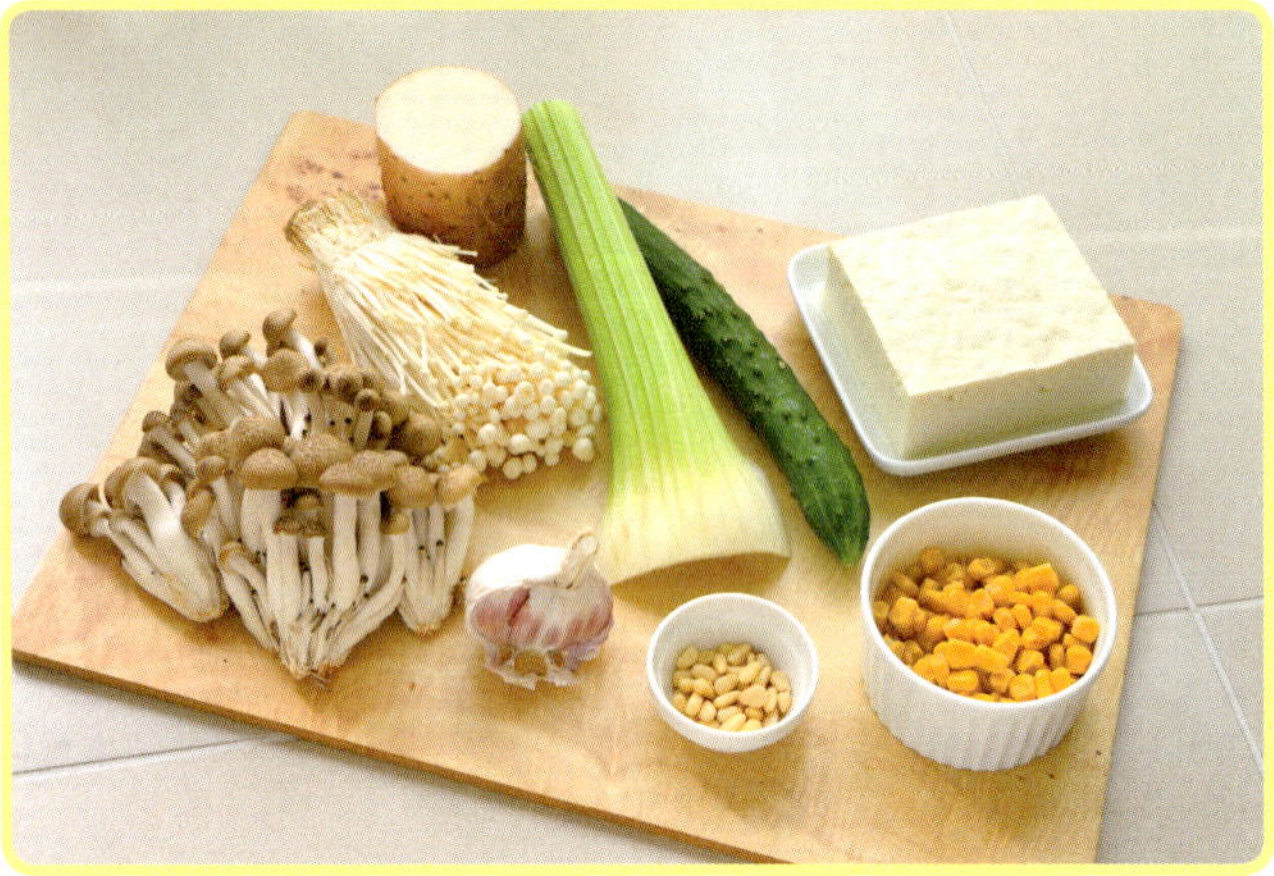

材料【3～5日分】

木綿豆腐……1丁(300g)
えのきだけ……1袋(85g)
しめじ……1パック(90g)
長いも……1／2本(180g)
セロリ……1本(100g)
にんにく……1／2玉
きゅうり……1本
コーン(缶詰)……90g
松の実……大さじ1
しょうゆ……大さじ2
かつおだし……5カップ

作り方

①木綿豆腐は厚みを半分に切り、2㎝角に切る。えのきだけは石づきを取り、3等分にする。しめじは石づきを取る。長いもは皮をむき、3㎝長さの拍子木切りにする。セロリは筋を取り、縦半分に切って3㎝長さに切る。にんにくは1かけを縦半分に切る。きゅうりは3㎝長さ、1㎝角の拍子木切りにする。
②鍋にかつおだし、えのきだけ、しめじ、長いも、セロリ、にんにくを入れて火にかける。
③煮立ったら、木綿豆腐、きゅうり、コーン、松の実を加える。
④ひと煮立ちしたら、しょうゆを加えて調味する。

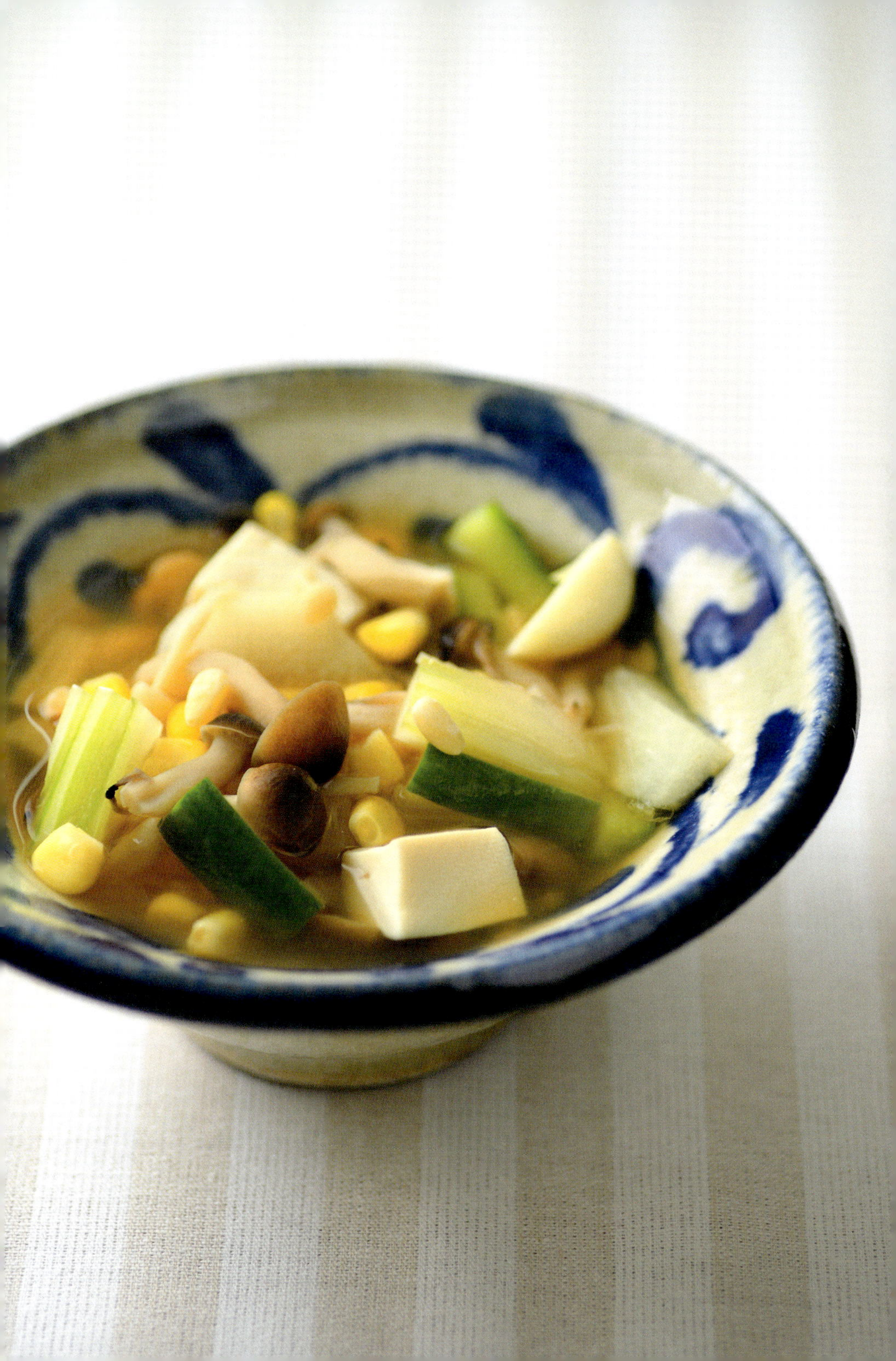

Soup Recipe Profile

EDを予防・改善するスープ

男性が年齢とともにどうしても気になってくるのが、精力の減退でしょう。勃起力を高めるためには、男性ホルモンのテストステロンの分泌を促し、血管を健やかに保って血流を良くすることが大切ですが、このスープには、そうした効果を発揮してくれる食材がたくさん入っています。

まずは、セロリです。この野菜には、アンドロステネジオンやテストステロンといった男性ホルモンと非常に構造が似ている成分が含まれていることがわかっています。アピゲニンというファイトケミカルの一種も含まれており、こちらは強い抗酸化作用があるだけでなく、肥大した脂肪細胞が出すアロマターゼの働きを阻害します。アロマターゼは、テストステロンをエストロゲンに変換してしまう酵素なので、男性はアロマターゼの働きを阻止することが、若さの維持につながるのです。

さらにセロリには、腎臓・泌尿器系を健やかに保つ働きや、血圧を下げる効果もあるので、その点から見ても、男性の若さを保つ上で、とても頼もしい野菜のひとつといえるでしょう。

実は、きゅうりも、男性の味方です。きゅうりやスイカに含まれているシトルリンは、血流の流れを良くする一酸化窒素の生産を促す成分として、近年注目を集めています。勃起力の改善をはじめ、高血圧や動脈硬化などの予防、むくみ改善などにも役立ちます。

豆腐に豊富なアルギニンも、シトルリン同様、血管を健やかに保つ働きをする成分として知られています。ビタミンB群の仲間であるナイアシンにも血行を良くする働きがあり、こちらは、このスープに入っているすべての野菜に含まれています。

また、ビタミンB1が豊富なえのきだけ、長いも、ビタミンB2が豊富なしめじ、えのきだけ、亜鉛を含む豆腐などが入っているので、ホルモンの生成に欠かせないビタミンとミネラルが、幅広くしっかりとれます。

さらに、DHEAと似た構造を持つジオスゲニンを含んでいる長いも、滋養強壮効果が高いにんにく、テストステロンそのものを含んでいる松の実、テストステロンの生成や分泌を促す働きを持つコーンなど、男性ホルモンの分泌を維持するために効果的な食材がたくさん入っています。

更年期障害を予防・改善するスープ

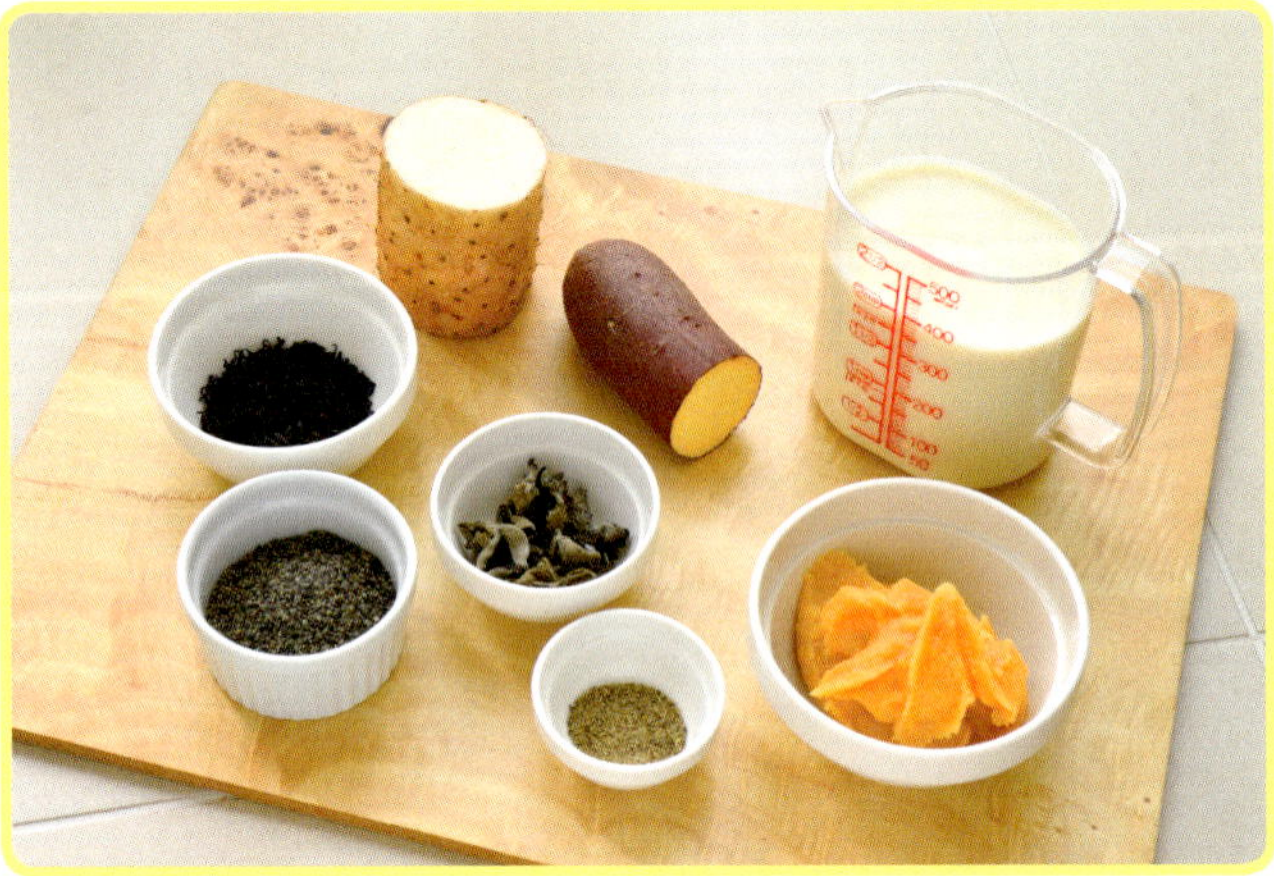

材料【3〜5日分】

長いも……1／2本（180g）
さつまいも……1／2本（110g）
ひじき（乾燥）……大さじ2
黒きくらげ（乾燥）……10コ（5g）
黒すりごま……大さじ2
西京みそ（普通のみそでも可）……100g
煮干しだし……3カップ
豆乳……2カップ
黒こしょう……適量

作り方

①長いもは皮をむき、1cm幅の半月切りにする。さつまいもは1cm幅の輪切りにする。ひじき、黒きくらげは、それぞれ水でもどし、きくらげは半分に切る。
②鍋に煮干しだし、長いも、さつまいも、ひじきを入れて火にかける。
③煮立ったら、黒きくらげ、黒すりごまを加える。
④ひと煮立ちしたら西京みそを溶かし入れ、黒こしょう、豆乳を加え、沸騰直前で火を止める。

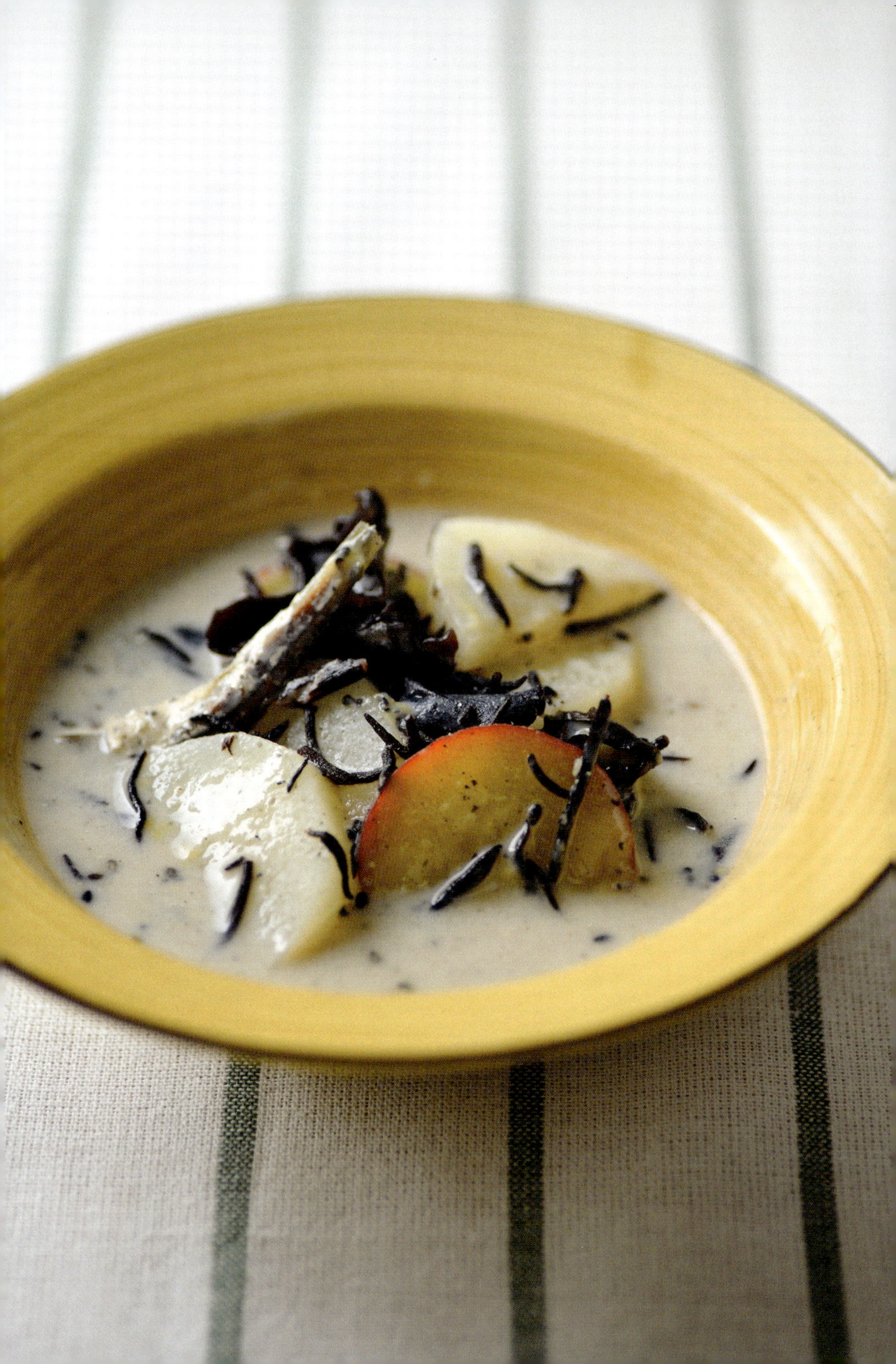

Soup Recipe Profile

更年期障害を予防・改善するスープ

女性ホルモンの分泌が低下してきたとき、多くの女性が体験する、更年期障害の諸症状。やる気が出ない、イライラする、不安感がある、よく眠れない、頭痛がする、肩こりがひどい、のぼせやホットフラッシュがある、冷えや寒気を感じる、疲れやすいなど、その症状は幅広く、人によってさまざまです。

更年期障害の諸症状の根本的な原因は、女性ホルモンの低下とバランスの乱れです。そのままにしておくと、こうした不定愁訴だけでなく、骨粗しょう症をはじめとしたいろいろな病気にかかりやすくなってしまうので、まずは食事でホルモンバランスの改善に努めていきましょう。

このスープには、長いもとさつまいも、ひじきなどが入っているので、ホルモンの生成を促すとともに、高い抗酸化力を発揮してくれるビタミンA、ビタミンC、ビタミンE、ファイトケミカルがたっぷりとれます。

また、黒すりごまには、鉄、マグネシウム、カルシウムなどのミネラルが豊富な上に、女性ホルモンの働きを補助してくれるリグニンも入っています。

女性の場合、更年期障害を予防するためには、プロゲステロンとエストロゲンだけではなく甲状腺ホルモンの分泌も良好に保つことが重要です。ある程度の年齢になってプロゲステロンの量が減ってくると、その影響で甲状腺の機能が落ち、更年期障害の諸症状がひどくなったり、冷えや薄毛などの症状が出てしまうことがあるからです。

甲状腺の機能を保つためには、ヨウ素とチロシンに効果がありますが、このスープにはその両方を補給できるひじきが入っています。

更年期をきっかけに起きやすい骨粗しょう症の予防としては、カルシウムの摂取だけではなく、カルシウムの吸収に欠かせないビタミンDと、カルシウムが骨から溶け出すのを抑制する働きを持つビタミンKの摂取も心がけることが大切です。このスープには、ビタミンDが豊富な黒きくらげや、ビタミンKを含んでいるひじき、みそ、豆乳などが入っているので、骨の強化にも役立ちます。

食物繊維もとれるので、便秘を予防・解消し、腸内環境を整えることで、栄養の吸収をよくしていきます。体内にたまってしまった悪玉エストロゲンや有害ミネラルなどのデトックス効果なども期待できます。

ＰＭＳを予防・改善するスープ

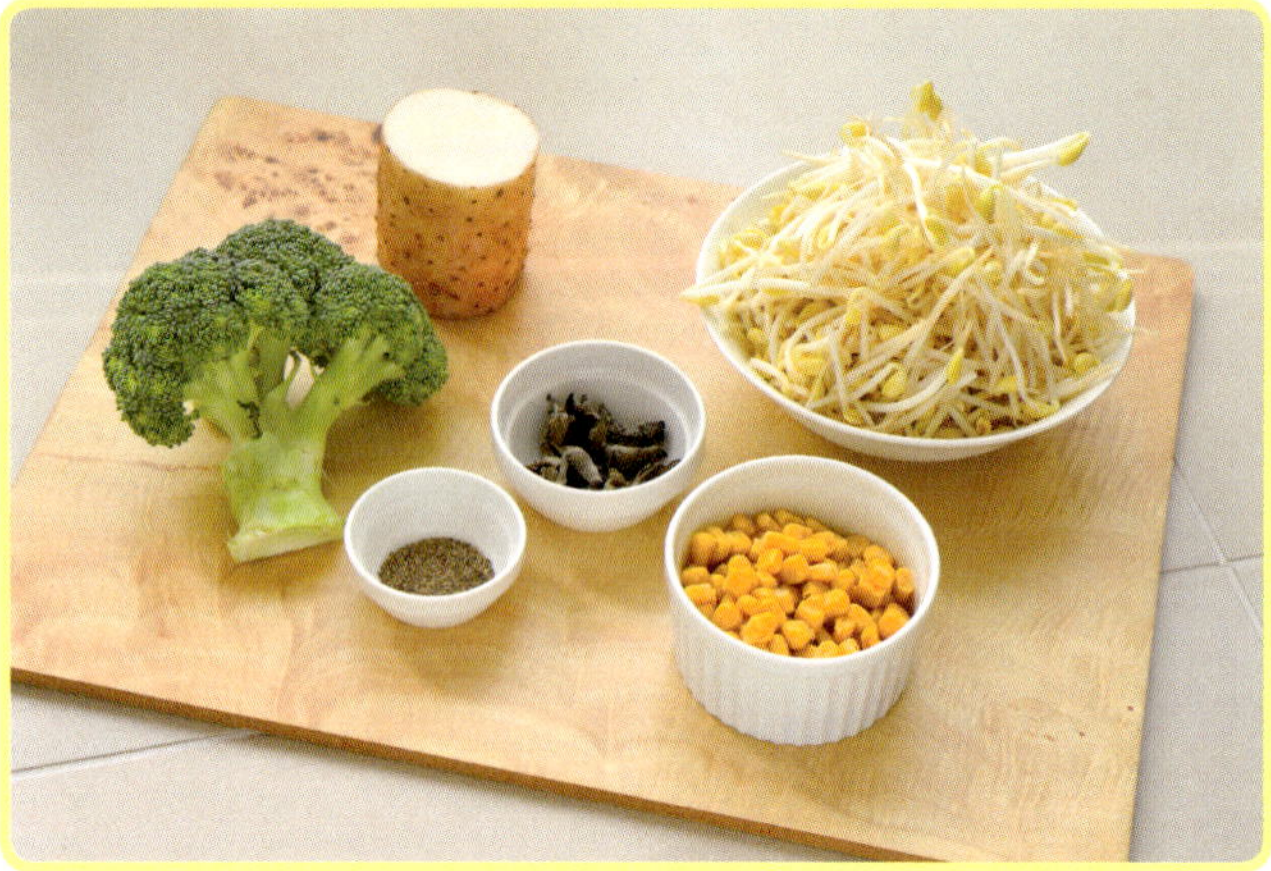

材料
【3～5日分】

ブロッコリー……1／2株（125g）
大豆もやし……1袋（200g）
長いも……1／2本（180g）
コーン（缶詰）……90g
黒きくらげ（乾燥）……10コ（5g）
塩……小さじ1と1／2
黒こしょう……適量
鶏がらスープの素（顆粒）……適量
水……5カップ

作り方

①ブロッコリーは小房に分ける。長いもは皮をむき、乱切りにする。黒きくらげは水でもどし、ざく切りにする。
②鍋に水と鶏がらスープの素を合わせ、ブロッコリー、大豆もやし、長いもを入れて火にかける。
③煮立ったらコーン、黒きくらげを加える。
④ひと煮立ちしたら、塩、黒こしょうで調味する。

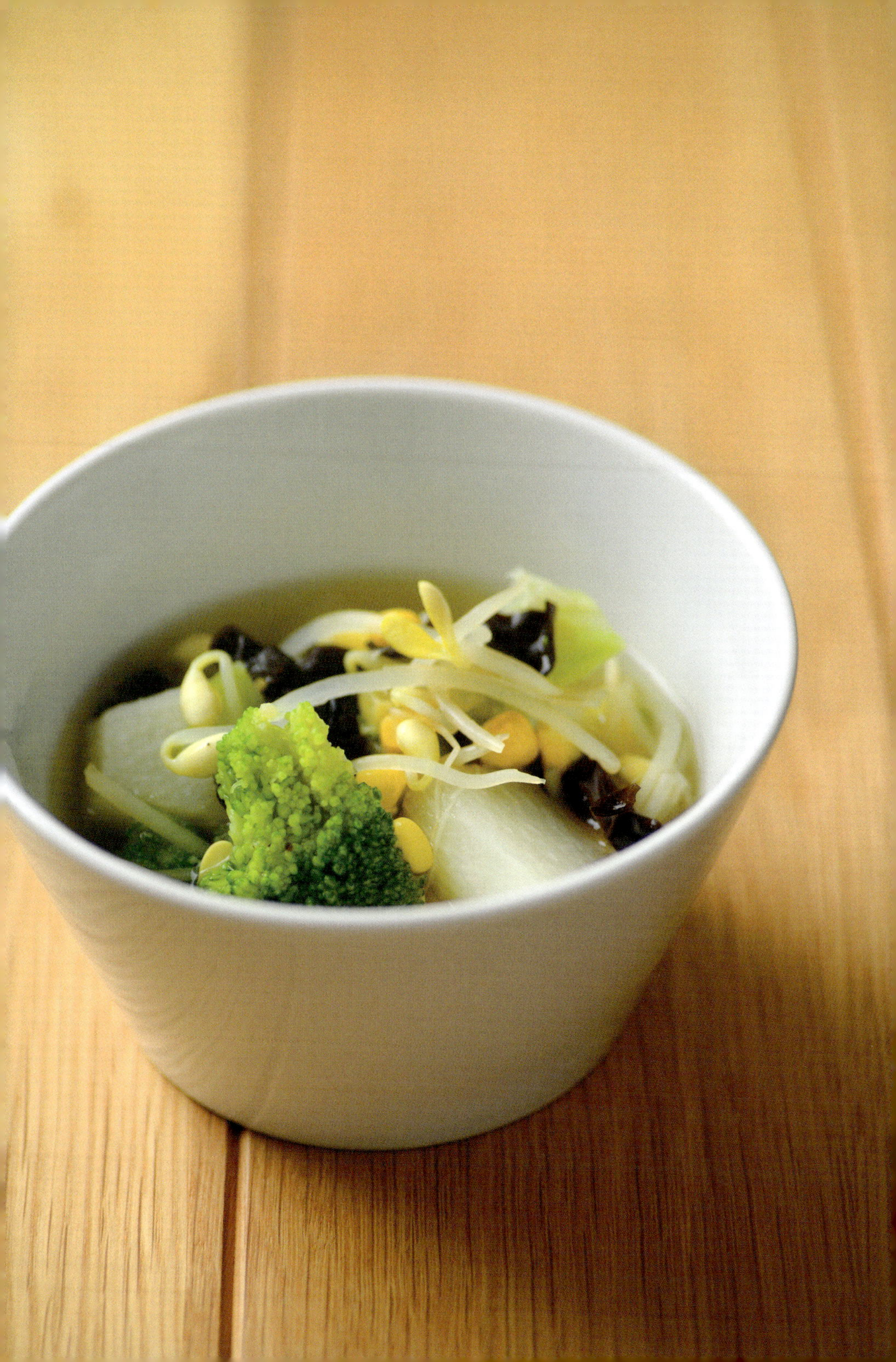

Soup Recipe Profile

PMSを予防・改善するスープ

女性のホルモンバランスの乱れによって不快な諸症状が表れる、もっとも身近な問題にPMS＝月経前症候群があります。

排卵が終わり生理が近づいてくると、イライラする、甘いものが食べたくなる、肌が荒れる、胸が張って痛くなる、頭痛がする、便秘になる、眠気がするといったさまざまな症状が表れます。

症状がひどくなれば、見た目にも大きな影響を与えますし、第一、日々を健やかに過ごすことができなくなるため、気持ちも落ち込んでしまうでしょう。

このスープには、こうしたPMSを起きにくくする効果が期待できるブロッコリーが、たっぷり入っています。

PMSは、「エストロゲン優勢状態」といって、主な女性ホルモンであるエストロゲンとプロゲステロンのバランスが崩れることで、エストロゲンの悪影響が強く出ることが原因で起こると考えられています。

エストロゲンの中には、善玉ばかりではなく、悪玉エストロゲンとも呼ぶべき、発がん性物質があるのですが、ブロッコリーをはじめとしたアブラナ科の野菜に多く含まれているインドール3カルビノールという成分に、これをできにくくする働きがあることがわかっています。

さらにブロッコリーには、女性の美容と健康の維持に欠かせないビタミンCも多く含まれています。黒こしょうと一緒にいただくことで、ビタミンCの吸収がさらに良くなります。これは、黒こしょうに含まれるアピインというファイトケミカルのおかげです。

また、このスープには、ホルモンの生成を促し、特に、プロゲステロンの働きを良くするビタミンEが、ブロッコリーをはじめ、大豆もやし、長いも、コーンにも入っています。

そのほかにも、ホルモンの生成に欠かせない、鉄、亜鉛、マグネシウムなどのミネラル類もしっかり補給できるので、プロゲステロンの分泌維持に役立ちます。

野菜だけではなかなかとりづらいビタミンB群については、鶏がらスープの素を使うことで補給できます。ビタミンとミネラルがたっぷり入った野菜スープを食べる習慣をつけて、ホルモンの低下に備えましょう。

「野菜スープ」は
作りおきが便利です！

スープの大きな利点は、作りおきができること。
休日など時間があるときに、まとめて作っておきましょう。
5日間は冷蔵庫で保存ができますし、**冷凍しておくと重宝**します。

保存容器で

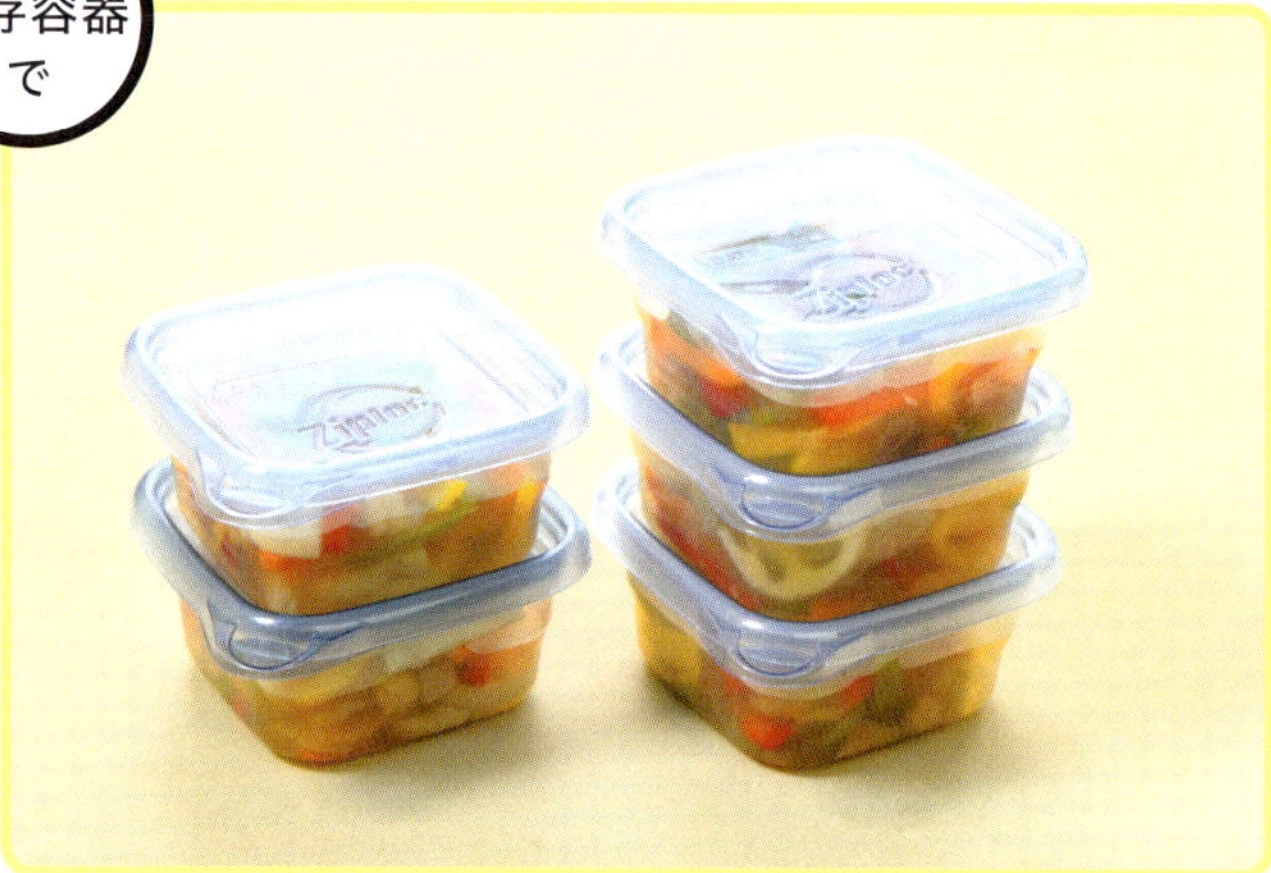

保存袋で

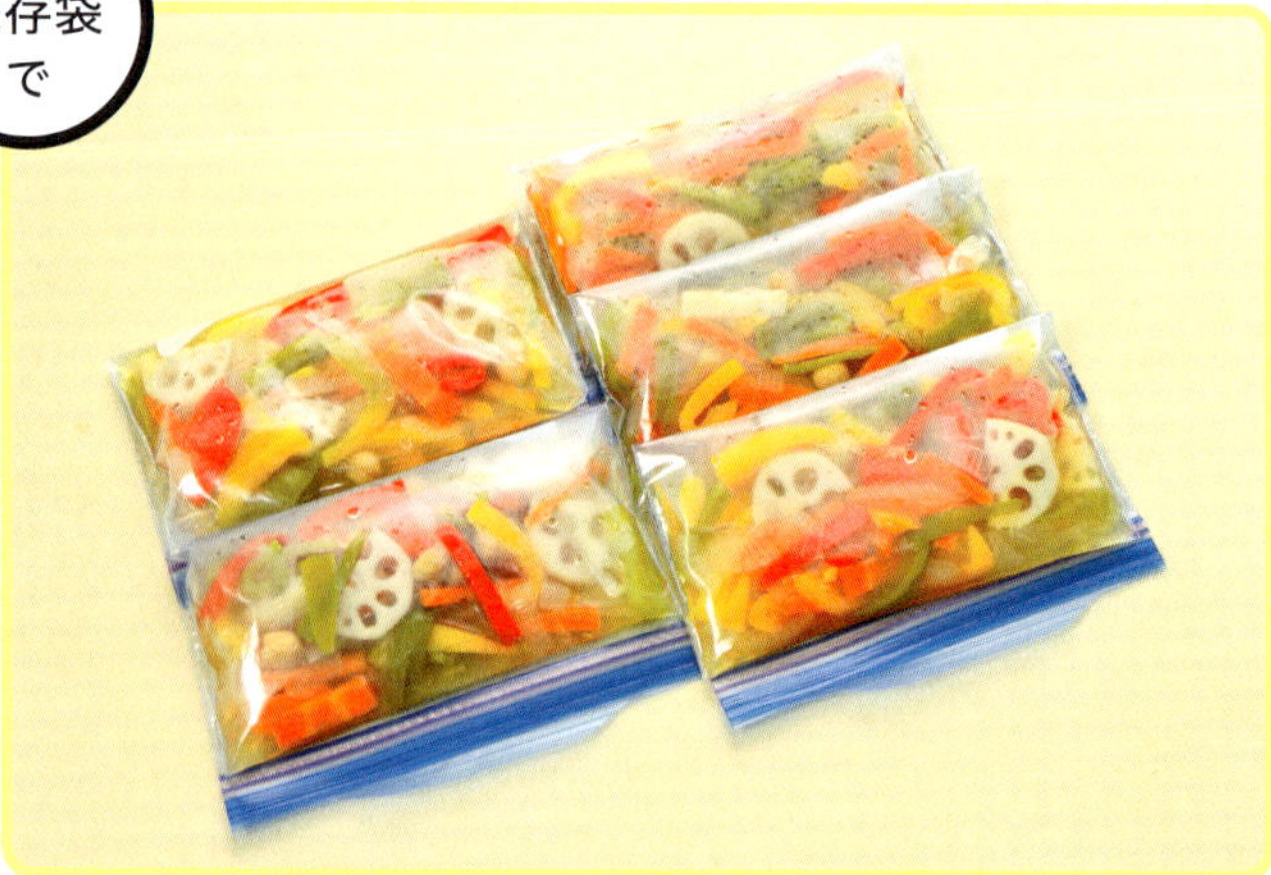

第 1 章

“若さ”を左右する
ホルモンの働き

「性ホルモン」が、見た目と健康に大きな影響を及ぼす

人のからだや見かけを大きく左右するという、ホルモン。一体どんなものなのか、改めて簡単に説明しておきましょう。

ホルモンとは、人を25mプールにたとえると、たった1滴からティースプーン1杯程度の量を入れるだけで、その人の見かけやからだはもちろん、性格にまで影響を及ぼすといわれている、非常に強いパワーを持った生理活性物質です。

ホルモンの種類は現在までに80以上が発見されていますが、そのほとんどはコレステロールを原料に、ビタミンやミネラルなどの影響を受けて作られています。

ホルモンを作っている内分泌器官は、脳や甲状腺、副腎、精巣（男性）、卵巣（女性）、すい臓などからだのあちこちにあり、お互いに影響し合って、体内でさまざまな働きをしています。

そして、数あるホルモンの中でも、私たちの若さと健康に大きな影響を及ぼしているのが、「性ホルモン」と呼ばれる、性の違いに大きくかかわっているホルモンです。

男性ホルモンと女性ホルモンに分類されますが、男性も女性も、両方のホルモンを持っていて、男性ホルモンが多ければより男性らしく、女性ホルモンが多ければより女性らしいからだになります。

性ホルモンの分泌が低下して、そのバランスが乱れてくると、肌や髪質の衰え、脂肪の増加、筋力低下、体力低下、性機能の低下、精神不安定、不眠、さらには男性なら泌尿器科の病気、女性なら婦人科の病気、心疾患や脳卒中のリスク上昇など、実にさまざまな影響が起こってくるのです。

性ホルモンに限らず、私たちのホルモン分泌量は、年齢を重ねると誰しも下がっていく運命にあります。そのため、ある程度の年齢になったらホルモンのために、生活習慣を見直すことが、老化を防ぐ第一歩になるわけです。

特に、食事内容の見直しは重要です。ホルモンの生成に働くビタミンやミネラルをしっかりとるように意識することで、落ちはじめていたホルモン量を維持することにつながります。

一般に国内で行われている健康診断ではホルモンの量は調べないため、あまりホルモンのことを気にせずに食事をしている方が多いようですが、そのまま何もしなければ、確実に老化は進んでしまうのです。

男性はテストステロンとＤＨＥＡ

男性の場合、老ける人、老けない人を決定づけるもっとも重要な男性ホルモンが、精巣で作られているテストステロンです。

男性ホルモンには、テストステロン、ＤＨＥＡ、アンドロステネジオン、ジヒドロテストステロンなど、いくつか種類がありますが、中でもテストステロンは男性ホルモンの９割を占めているもので、これこそが、男性を心身ともに男らしく保ち、若さと健康を守る働きをしてくれるホルモンといえるでしょう。

テストステロンといえば、〝精力のもと〟といったイメージがありますが、その働きは非常に多岐にわたっています。

そのもっとも大きな働きは、骨や筋肉の発達を促し、がっしりとした、たくましいからだを作ること。脂肪がつくのを抑える働きもしています。

そのほか、精子を作る力と性欲を高める働きをはじめ、皮膚の合成、動脈硬化を防ぐ作用、造血作用、腎臓の働きを助ける作用などもあります。

そればかりか、テストステロンは、脳内で精神や老化を司《つかさど》るミトコンドリアを健やかに保つなど、脳神経にも影響を及ぼしています。ですから、テストステロンが減ると、記憶力、判断力が衰え、よく眠れないなどの症状が表れ、ひどくなるとうつ的な状態になって、心までが老け込んでしまうのです。

男性のテストステロンの分泌量は、20歳前後にピークを迎え、その後は、年齢とともにゆるやかに減り続けます。ですから、ある意味、男性の肉体がもっとも若々しく、元気で、やる気も精力も満ちているのは、20歳前後ということになります。

それでも、テストステロンの分泌量は20歳以降に激減するわけではなく、その減り方は非常に穏やかです。そのため、30代の頃は、まだまだ体型は引き締まっていて、性欲や仕事のやる気も衰えていない人のほうが多いでしょう。

しかし、40代に入ると、それまではスリムだった人の中に、急に太りだす人が出てきます。そういう人は、体型が変化するだけでなく、仕事のやる気も減少し、精神状態も悪くなってくることが多く、生活習慣病になる人まで出てきます。このような急激な変化が表れた人は、その頃に、テストステロンの分泌ががっくりと落ちてしまった可能性が考えられるわけです。

もうひとつ、男性の若さを大きく左右しているのが、DHEAです。

DHEAとは、「デヒドロエピアンドロステロン」の略で、副腎で作られているホルモンのひとつです。

DHEAは、〝若返りのホルモン〟とも〝長寿ホルモン〟とも呼ばれるもので、体内のほとんどすべての器官の働きをアップするホルモンとして、近年特に注目を集めています。

男性の場合、DHEAの分泌は25歳ぐらいのときがピークで、その後、食生活などを改善していかない限り、年齢を重ねるごとに、確実に減っていきます。

また、テストステロンはDHEAを素に作られているので、DHEAが低下するとテストステロンも減ってしまうため、そういう意味でも、重要なホルモンなのです。

実際、男性でも女性でも、心とからだが疲れてしまっている人を検査してみると、DHEAが非常に低下してしまっていることがよくあります。

ですから、男性が30歳以降も心身ともに若々しくあるためには、食生活に注意して、テストステロンとDHEAの分泌を促していくことが大切なのです。

女性はエストロゲンとプロゲステロン

女性の場合、老ける人、老けない人を決定づけるもっとも重要なホルモンが、主に卵巣で作られている、エストロゲンとプロゲステロンです。

そもそもエストロゲンは、思春期に女性らしいからだの特徴を作り出したり、月経周期をコントロールする役割などを果たしています。プロゲステロンは、受精卵が着床しやすいように働いたり、やはり月経周期をコントロールする役割などを果たしています。

この2つの女性ホルモンの役割はこれだけではなく、非常に多岐にわたっていて、女性の若さと健康維持に働いています。

一例を挙げると、エストロゲンには、胸を大きくする、膣の乾燥や粘膜の萎縮を予防する、ほてりや発汗をやわらげる、尿道のトラブルを改善するなどの働きがあり、プロゲステロンには、不安を鎮める、性欲を保つ、血管の質を良くする、脂肪の代謝を助ける、睡眠障害を改善する、血糖値を正常に保つのを助けるなどの働きがあります。

ですから、プロゲステロンの効果で血管の質が良くなり血流が促されると、全身の細胞が元気になって、結果的に、肌の色・ツヤも良くなり、ハリも出てきます。脂肪を代謝する力が高く維持されていれば、脂肪がからだにつきにくくなります。

また、エストロゲンの効果で膣の潤いが保たれていれば、健やかな性生活が送れますし、膀胱炎などの炎症にもかかりにくくなります。

つまり、この2つの女性ホルモンがしっかり分泌され、全身のさまざまな臓器の健康が保たれていれば、自然と表情が輝いてきますし、気力も体力も維持できて、若々しく毎日を過ごせるのです。

女性のエストロゲンとプロゲステロンの分泌量は、一般的に20代がピークで、30代前半はまだ十分にあります。ところが、35歳を過ぎた頃から、閉経の50歳頃に向けて、両方とも急激に落ちはじめます。特に、プロゲステロンのほうがエストロゲンよりも先に下がりはじめることが多いようです。

そもそもプロゲステロンの大部分は、排卵された卵胞が子宮内で黄体に変化したあと、そこで作られています。ですから、排卵が起こらなくなってくると、同時にプロゲステロンも激減し、閉経が近づくと、ほぼゼロまで落ちてしまいます。

このように、女性ホルモンの落ち方は、男性ホルモンの減少に比べると急激であるため、女性にはいわゆる更年期障害の諸症状がはっきりと表れやすいのです。

女性ホルモンが減ってくると、どうしても太りやすくなるため、若い頃はスリムだった方でも、急に脂肪がつきやすくなる傾向にあります。肌や髪にも影響が表れ、心まで暗くなりがちです。人によっては、仕事や家事、子育てをはじめ、趣味さえもやる気がなくなったりと、精神的な影響が大きく出てしまうこともあるでしょう。

一般に、更年期障害をはじめ、老化の気になる症状は40代後半から本格的に表れることが多いようですが、近年聞かれるようになった「プレ更年期」というのは、35歳を過ぎた頃から表れます。これは、女性ホルモンの低下がはじまる時期と重なっています。ほとんど問題ないという人もいますが、イライラする、よく眠れない、頭痛がする、肌が荒れる、性欲が落ちるなどの症状が表れ、毎日を若々しい気持ちで過ごすことが難しくなってくる人も出てきます。

ですから、こうした症状が表れはじめたら、早いうちから、できるだけ女性ホルモン、特にプロゲステロンの減少を抑えるために、ビタミンやミネラルをしっかり補給していく必要があるのです。

女性はＤＨＥＡと甲状腺ホルモンも重要

男性の場合、若さを保つために特に注意すべきホルモンはテストステロンとＤＨＥＡですが、女性の場合、特に注意すべきはプロゲステロンとエストロゲンだけではありません。

実は、女性のホルモンバランスは男性よりも複雑で、２つの女性ホルモン以外にも、若さと健康に大きく影響を及ぼしているホルモンがあります。

それが、ＤＨＥＡと甲状腺ホルモンです。

男性のホルモンのところでも述べましたが、ＤＨＥＡとは、「デヒドロエピアンドロステロン」の略で、副腎で作られているホルモンです。〝若返りのホルモン〟とも〝長寿ホルモン〟とも呼ばれるもので、体内のほとんどすべての器官の働きをアップするホルモンとして、近年特に注目を集めています。

ＤＨＥＡはエストロゲンやテストステロンなどの性ホルモンの原料になる上に、たんぱく質の合成に働き、免疫システムを高め、ストレスに対抗しやすいからだを作るなど、若さを維持するためにさまざまなパワーを発揮しています。

また、ＤＨＥＡは男性ホルモンのテストステロンの原料でもあります。テストステロンは女性とは関係ないと思われがちですが、そんなことはありません。実は、肌のハリの維持に欠かせない重要なホルモンのひとつです。

アメリカでは、中高年の女性が肌のためにホルモン補充療法を行うことが珍しくないのですが、その際、補充されるのが、プロゲステロンやテストステロンです。私自身も以前手術をしていたときに感じたことがあるのですが、ホルモンを補充している人は、メスを入れたときに皮膚のハリが全然違います。特にテストステロンの補充は効果が表れやすく、女優など人前に出る仕事の人がやりはじめると、なかなか止められなくなるといわれています。

ですから、肌のハリを維持するために、女性もテストステロンの原料であるＤＨＥＡの分泌をしっかり促していく必要があるのです。

次に、甲状腺ホルモンについてですが、こちらはいくつかの種類があり、その代表がサイロキシン（Ｔ４）と、トリヨードサイロニン（Ｔ３）です。甲状腺で作られているのは主にＴ４で、これが肝臓や筋肉などでＴ３に作り替えられ、体内で働きます。

甲状腺ホルモンの主な作用は、代謝です。食事からとった脂肪やコレステロール、糖などをエネルギーに変えるときに働くのです。

そのため、甲状腺ホルモンの分泌が悪くなると、とても疲れやすくなったり、からだが冷えたり、太りやすくなったりしてしまいます。さらに、免疫力が落ちて病気にかかりやすくなったり、精神神経系統にも関係しているために、記憶力が落ちたりします。

このように、女性のからだの中では、女性ホルモンをはじめ、DHEAや甲状腺ホルモン、テストステロンといった若さの維持に欠かせないホルモンが常に互いに連携をとっているため、どれかひとつでもがくっと減ってしまうと、どうしてもほかのホルモンにも影響が出て、体内のホルモンバランスはどんどん崩れてしまいます。

すべてのホルモンバランスをベストな状態で維持し続けるのはなかなか大変なことです。でも、ほとんどのホルモンはコレステロールを原料に、ビタミンやミネラルの影響を受けて作られているので、積極的に摂取すべき栄養素は、どのホルモンでも基本は一緒です。肉、魚、卵などのおかずでコレステロールやたんぱく質を摂取した上で、野菜をたっぷりとってホルモン生成に必要なビタミンとミネラルをしっかり補充すること。こうした食生活が、女性ホルモンだけでなく、DHEAや甲状腺ホルモンを整えることにつながるのです。

第2章

若返りのホルモン「DHEA」とは何か

男性にも女性にも、老化防止に威力を発揮する

男性も女性も、若い頃はほとんどの人がだいたい元気です。健康診断を受けても、何か問題がある人は決して多くはありません。

しかし、40歳を過ぎた頃から、体脂肪率が上昇したり、中性脂肪や血糖値が基準値を超えたり、血圧が高くなったりする人が増えはじめます。そして多くの人が、40代後半に入ると、「最近、なんだかからだが老けてきたかも……」と、感じるようです。

その一方で、いくつになっても若い頃の体型を保ち、生活習慣病などとも無縁な人は確かに存在します。こうした差はどこからくるのでしょうか。

大きな影響を及ぼしているのが、〝若返りのホルモン〟の異名を持つＤＨＥＡです。

実は、ＤＨＥＡは、人間のからだの中でもっとも濃度が高いホルモンのひとつです。その全貌は未だ明らかになっていませんが、からだのいろいろな部位に作用していることがわかっています。

ここで、ＤＨＥＡが体内でどんな働きをしているのか、改めて見てみましょう。

まず、美肌効果です。ＤＨＥＡには成長ホルモンの分泌を促し、細胞修復を促進する力があるため、肌をみずみずしく保つのに役立っています。

次に、体型を維持する効果です。脂肪の代謝を高める作用があり、ＤＨＥＡが十分に分泌されていると脂肪がエネルギーとして使われやすくなるため、肥満防止につながります。

さらに、血中の脂質を低下させたり、動脈硬化や血栓を予防する働きがあり、全身の血管を若々しく保つのに役立ちます。結果的に、血圧を下げる効果も期待できます。

つまりＤＨＥＡは、見た目の老化を防ぐだけでなく、老化のはじまりとともに発症しやすくなる脂質異常症、高血圧、糖尿病といった生活習慣病を防いでいると考えられるのです。そのほかにも、免疫機能をアップ、アレルギー反応を抑制、骨粗しょう症を予防、腎臓機能の保全、認知症の予防や記憶力の改善、抗ストレス、抗うつなどの効果もあるといわれています。

実際、ＤＨＥＡが高い人はいつまでも元気で長生きできる傾向が高く、１００歳以上で寝たきりになっていない人のＤＨＥＡは、一般の人に比べて高いことが判明しています。まさに、からだを老けさせない、不思議なホルモンといえるでしょう。

DHEAが〝マザーホルモン〟と呼ばれる理由

若さを保つために、男女ともにDHEAが大切なのは、それが見た目や健康の維持に直接役立っているホルモンだから、という理由だけではありません。

DHEAは多くの性ホルモンの原料となっているため、DHEAが減ってしまうと、必然的に男性ホルモンや女性ホルモンも減少してしまうからです。そのため、DHEAは、さまざまなホルモンの母なる存在という意味で、〝マザーホルモン〟と呼ばれることがあります。

男性ホルモンには、テストステロン、DHEAのほか、アンドロステネジオン、ジヒドロテストステロンなどがあり、女性ホルモンには、プロゲステロン、エストロゲンなどがありますが、これらの体内での合成経路はなかなか複雑です。

まず、副腎で、コレステロールを原料に、ビタミンC、ビタミンE、マグネシウム、亜鉛などの作用を受けて、プレグネノロンというホルモンが作られます。体内のほとんどのホルモンは、このプレグネノロンをもとに副腎や別の器官で作られています。

第2章

若返りのホルモン「DHEA」とは何か

たとえば女性ホルモンのプロゲステロンは、プレグネノロンに、ビタミンA、ビタミンB群の仲間であるナイアシン、亜鉛などが作用し、卵巣で作られています。

これは比較的シンプルな例であり、エストロゲンやテストステロンなどの性ホルモンは、もっと段階を踏んで作られています。プログネノロンがほかの性ホルモンになっていく流れを、もう少し詳しく見てみましょう。

プレグネノロンは、いったん、糖質コルチコイドというホルモンの一種になり、ナイアシン、ビタミンB_6、鉄、葉酸などが作用して、DHEAが作られます。

DHEAに、ナイアシンとビタミンAが作用することで男性ホルモンのアンドロステネジオンができ、さらに銅、ビタミンA、ビタミンC、ビタミンEが作用することでテストステロンが作られています。

そして、DHEAとテストステロンをもとに、ビタミンやミネラルの助けを受けるなどして、エストロゲンが作られているのです。エストロゲンは、正確にはエストロン、エストラジオール、エストリオールという3つの女性ホルモンの総称ですが、いずれも、その上流にDHEAの存在があることに変わりはありません。

つまり、男性も女性も、性ホルモンを維持し、若々しく保つためには、同時にマザーホルモンであるDHEAの分泌を促していくことが非常に大切なのです。

ＤＨＥＡには、強い抗酸化力もある

アンチエイジングに興味がある方なら、「抗酸化」という言葉はすでによくご存じでしょう。いつまでも若々しく健康であるためには、からだの酸化を防ぐ力＝抗酸化力を高めることが欠かせません。

抗酸化力のある成分といえば、ビタミンＡ、ビタミンＣ、ビタミンＥが有名です。だからこそ、これらをたっぷり含んだ野菜の摂取がすすめられているわけですが、そもそも私たちのからだの中には、ちゃんと抗酸化力を発揮してくれるホルモンが備わっており、そのひとつが、ＤＨＥＡなのです。

少し科学的に説明すると、酸化とは、物質から電子を奪うことです。

電子を奪われた物質は、ダメージを受け、本来あった姿形でなくなってしまいます。たとえば、鉄が酸化すればサビになり、その部分はもろくなります。私たちの体内で酸化が進むということは、それと似たようなことが細胞レベルで起きているということになります。

まず、酸素は私たちの体内に入ると、エネルギーとして利用される過程で電子が奪われ、「活性酸素」に変化します。活性酸素とは、酸化力を持った物質で、ときに病原細菌やウイルスを撃退してくれるありがたい存在でもあります。しかし、増え過ぎると、その強力なパワーで正常な細胞やDNAなどを傷つけ、私たちのからだを老けさせてしまいます。

さらに、活性酸素は、体内のリノール酸、アラキドン酸、α-リノレイン酸などの不飽和脂肪酸を酸化させ、「過酸化脂質」を作り出します。この過酸化脂質は、細胞の働きを阻害して老化を早めるばかりか、血液中のLDLコレステロールを酸化させることで血管内に慢性炎症を起こし、動脈硬化を招いて心臓血管系の疾患の要因となることがわかっています。

DHEAは、高い抗酸化力を発揮することで、こうした活性酸素や過酸化脂質の悪影響を弱めてくれる、非常に頼もしいホルモンなのです。

ですから、DHEAを高く保ち続けていれば、からだの老化を遅くし、生活習慣病などにもかかりにくくすることで、毎日、明るく前向きに過ごせる可能性が高くなるはずです。

自分のDHEAの値がどれくらいかは、専門の病院で調べることが可能ですが、現在、日本では保険がききません。

一方アメリカでは、ＤＨＥＡの錠剤がサプリメントとして販売されていて、たくさんの人々が利用しています。それだけ、ＤＨＥＡの効果が認められているということです。

ＤＨＥＡを補充することで、体内の抗酸化作用が高まり、若々しい見た目を保てる上に、免疫力もアップし、ストレスにも強くなります。さらに、性ホルモンの値を上げることが可能です。

アメリカには、男女ともに、いつまでも若々しく元気な人が多い印象がありますが、それにはＤＨＥＡが一般に広まっていることが関係しているかもしれません。

日本でもＤＨＥＡのサプリメントの錠剤は専門の病院で処方してもらうことは可能ですが、やはり保険はききません。

しかし、できることなら薬に頼る前に、まずは食事や生活習慣に注意することで、自然に体内のＤＨＥＡを増やしていくにこしたことはないでしょう。

第2章

若返りのホルモン「DHEA」とは何か

DHEAは副腎で作られている

若さと元気を保つために欠かせないDHEA。この大切なホルモンを作っている副腎とは、どこでどんな働きをしている臓器なのか、皆さんご存じでしょうか。

副腎は、腎臓の上に乗っているわずか4g程度の非常に小さな臓器で、腎臓と同様、左右に1つずつ、合計2つあります。

腎臓に寄り添うようにある小さな臓器なので、副腎という名前がついているわけですが、その働きは、泌尿器系の臓器である腎臓とはまったく異なります。副腎は、ホルモンを作っている内分泌器官です。

副腎は、その大きさや〝副〟という名前に似合わず、私たちのからだの中で、非常に重要な仕事を担っています。体内のホルモンの数は80以上あることがわかっていますが、そのうち50種類ほどのホルモンを作っているのが、この副腎なのです。

副腎は、外側の「皮質」の部分と、内側の「髄質《ずいしつ》」の部分からなり、外側の副腎皮質でDHEAなどのホルモンが、内側の副腎髄質でノルアドレナリンやアドレナリン、ドーパミンといった主に交換神経に働きかけるホルモンが、それぞれ作られています。

私たちのからだの中でホルモンを作っている内分泌器官には、副腎のほか、甲状腺ホルモンを分泌する甲状腺、性ホルモンを分泌する精巣や卵巣、糖の代謝にかかわるインスリンを分泌するすい臓、成長ホルモンなどを分泌する脳の下垂体、睡眠ホルモンと呼ばれるメラトニンを分泌する松果体《しょうかたい》などがありますが、副腎に問題が起きると、これらのホルモン分泌が総崩れになってしまう可能性があります。

腫瘍や事故などで副腎を2つとも失ってしまうと人は生きていけません。そういうケースがごくまれにあるのですが、その場合は、一生、ホルモン補充を行いながら生活を送ることになります。

つまり副腎は、全身のホルモン分泌を司り、若さと健康の維持に大きな影響を及ぼしている、とても重要な臓器なのです。

しかし、若さと健康を維持するために、胃や肝臓、腸などの状態に気をつけている人はいても、副腎の状態に注意している人は、日本にはまだまだ少ないようです。

DHEAをはじめとしたホルモンの分泌を維持するために、ぜひ第4章などを参考にして、副腎をいたわる食生活を心がけてください。

第3章

「副腎」と「甲状腺」がホルモン分泌のカギを握る

副腎疲労はアンチエイジングの最大の敵

私たちの体内で働く50種類以上のホルモンの生成を担い、全身のホルモンを司っている、副腎。副腎が疲労してしまうと、若さと健康を維持することなど、到底、不可能です。

数年前、「副腎疲労」という言葉がマスコミなどでいっせいにとりあげられ、健康に気を使っている人々の間で、かなり話題になりました。それでも日本では、「副腎疲労」という概念が健康保険制度で認められていないこともあり、胃や肝臓などに比べて、副腎をいたわるという考えが、まだまだ広まっていないようです。

結論から言うと、副腎が疲れると、心身は確実に老化します。深刻な場合は、寝たきりになってしまう人までいるほど、副腎疲労が私たちに与える影響は甚大なのです。

では、副腎は、どうなると疲労してしまうのでしょう。

私たちの体内では、常に、さまざまな問題が起きています。たとえば、血管内や臓器で小さな炎症が起きたり、細胞が傷ついたり、がん化したりしています。こうした

第3章

「副腎」と「甲状腺」がホルモン分泌のカギを握る

問題は、多かれ少なかれ、誰のからだの中でも毎日のように発生しています。日々受けているストレスも、からだに悪影響を与え続けています。

それでも人が簡単には病気にならず若さを保って元気でいられるのは、からだに備わっている免疫機能と、ホルモンの働きのおかげです。からだの中で問題が発生すると、必要に応じてホルモンが分泌され、体内の各組織がその影響を受けて、問題解決に動きはじめるのです。

問題解決のために副腎から分泌される代表的なホルモンが、コルチゾールです。ちなみに、皮膚や関節の炎症によく効く薬として知られるステロイド剤は、コルチゾールと似た成分が含まれた薬で、副腎皮質で作られる副腎皮質ホルモンの一種です。

しかし、からだの中で問題が頻発したり、問題が大き過ぎたりすると、副腎はコルチゾールを作り続けることで、疲労していくことになるのです。

副腎が疲労すれば、それまで副腎で作っていたたくさんのホルモンが作れなくなり、その影響は全身に及びます。

まず、疲労感です。少し休んだぐらいでは回復しません。記憶力や集中力も落ち、よく眠ることもできず、うつ的になっていきます。実際にうつ病になってしまう人もいるほどです。

さらに、肌が荒れ、髪がやせ、太りはじめる人もいるなど、見た目の老化にも影響を及ぼします。風邪や感染症などの病気にかかりやすくなり、アレルギー症状がひどくなったり、動脈硬化が進んだり、糖尿病を発症することもあるのです。

副腎が疲労すれば、当然、DHEAも作られにくくなり、結果的に、性ホルモンの生成が十分でなくなります。男女ともに生殖機能は低下し、女性の場合、生理が乱れたり、PMS（月経前症候群）や更年期障害の症状が強く出ることもあるでしょう。

つまり副腎疲労は、酸化とともに、アンチエイジングの最大の敵のひとつなのです。

そのため、アメリカの抗加齢医学会をはじめ、欧米の医学界では、あらゆる病気の治療において、まず副腎の健康状態を確認し、疲労している場合はその治療にあたることが常識となってきています。

アメリカの場合、８割の人が多かれ少なかれ副腎疲労に陥っているといわれています。日本の比率は不明ですが、ストレスの多い現代、かなりの割合で、副腎は疲労しているでしょう。ただし、病院で治療が必要なほど副腎が疲労している人は少数です。多くの人は軽症なので、休息や軽い運動と併せて、食習慣を見直すことで、副腎を元気にしていくことは可能なのです。

脳の老化に、副腎疲労が隠れていることも

見た目やからだの老化とともに、年々気になってくるのが、記憶力や集中力、注意力の低下でしょう。

多くの人が、40歳を過ぎた頃から、人の名前がなかなか出てこなくなったり、新しい仕事が覚えられなくなったりします。うっかりミスが増えたり、物事を理解するのに以前より時間がかかるようになって、年齢を実感するものです。

こうした問題は、単純に脳の老化と思われがちですが、実はそこにも副腎が出すホルモンなどが密接に関係しています。

まず、副腎疲労が進行すると、「ブレイン・フォグ」といって、脳に霧がかかったように、頭がぼんやりした状態に陥ることがあります。

そして、ＤＨＥＡには認知機能を高める作用があるので、副腎が疲労してＤＨＥＡのレベルが下がってくると、記憶力や集中力、注意力なども下がってしまいます。

さらに、認知症の最大の原因として知られるアルツハイマー病も、ホルモンとの関

係が指摘されるようになってきました。この病気についてはまだわかっていない部分も多いのですが、テストステロンの量がその発症にかかわっていると考えられているのです。テストステロンは副腎で作られるＤＨＥＡが原料ですので、副腎が疲れてくると、どうしても分泌に影響が出てしまいます。

ですから、いくつになっても、できるだけ頭の状態を若々しく保ち、記憶力や集中力、注意力などを維持し続けるためにも、副腎をいたわることが大切なのです。

ちなみに、アルツハイマー病は、男性よりも女性のほうが多いことが知られており、テストステロンだけでなく、エストロゲンも認知症の発症に関係しているという説もあります。

認知症については、ほかにもさまざまな要因が考えられますが、いずれにせよ、ある程度の年齢になったら、副腎や甲状腺を健康に保ち、できるだけホルモン分泌を維持するように生活習慣を整えていくことが、予防につながると考えられます。

なお、甲状腺のホルモンが低下しても、記憶力が落ちることがわかっています。ですから、男性に比べて甲状腺が疲れやすい女性は、特に食事内容に気をつけたほうがよいでしょう。

女性の若さには、甲状腺の健康が欠かせない

女性の場合、若さと健康を維持するためには、副腎だけではなく、甲状腺を健やかに保つことがとても大切です。

甲状腺とは、甲状腺ホルモンを分泌している内分泌器官で、のどのやや下のほうについていて、幅が2〜3cm、長さが4〜5cmほどの大きさです。

甲状腺ホルモンが低下すると、代謝が悪くなるため、エネルギーをうまく使えなくなり、疲れやすくなります。また、熱が作れなくなるため、平熱が36・3度以下に落ち、冷え性になる人が増えます。

特に女性にとって辛いのは、甲状腺ホルモンが低下すると、見た目の老化につながる症状が表れてくることです。

そのひとつが、乾燥肌や肌荒れです。人によってはかゆみを伴います。

そして、頭髪の変化です。毛が細くなったり、薄くなったりする女性は、だいたい40代半ばぐらいから増えはじめますが、これは、女性ホルモンの低下が影響している

場合と、甲状腺ホルモンの低下が主な原因である場合が多いようです。

また、甲状腺機能が低下すると甘いものがほしくなるため、これが肌の新陳代謝を乱し、吹き出物や肌荒れを引き起こすこともあります。

代謝が悪くなり、甘いものをよく食べるようになれば、当然、肥満の原因にもなってしまいます。

これらはいずれも、女性ホルモンの低下による更年期障害の諸症状でもありますし、副腎疲労で見られるケースもあります。ですから、実際のところ、どのホルモン低下が原因で起きているのか判断するのは、なかなか難しいでしょう。

でも、いずれにせよ、病的にホルモンが落ちて病院での治療が必要になっているような状態でなければ、生活習慣に注意し、野菜をたっぷり食べて、ホルモンの生成に欠かせないビタミン類やミネラル類をしっかりとることが、甲状腺ホルモンをはじめとした、体内すべてのホルモン維持につながります。

ちなみに、女性の場合、甲状腺の機能が低下していることは、珍しいことではありません。甲状腺機能低下症の発生率は、36～60歳の女性で12・5％、60歳以上の女性で15～20％ですから、中高年になると、だいたい10人に1人は甲状腺機能が低下していると考えられます。

現代人は副腎と甲状腺が疲れやすい

昔に比べると、衣食住が整い、人々が健やかに暮らしやすくなったと思われている現代。しかし、実際には、現代人はストレスも多く、私たちは副腎や甲状腺が非常に疲れやすい環境に置かれています。

まず、皆さんに知っておいていただきたいのが、環境ホルモン（内分泌かく乱物質）の問題です。

環境ホルモンとは、体内のホルモンの働きを乱す物質です。大気汚染物質として知られているPM2・5や、ダイオキシン、農薬、着色料や保存料といった食品添加物のほか、シャンプーやリンス、化粧品、洗剤や柔軟剤、消臭スプレーなど、化学物質が添加されているすべての製品に含まれています。

私たちは、日々生活している中で、知らず知らずのうちにこうした環境ホルモンを体内に取り込んでいます。そして、その量が極端に多くなると、内分泌器官全体に悪影響が及び、副腎や甲状腺が疲れてしまうのです。

環境ホルモンは微量であれば気にすることはありませんが、女性は少し注意したほうがよいでしょう。女性は男性よりも化粧品などを使う機会が多く、概してきれい好きな人が多いため、環境ホルモンを体内に取り込んでいる確率がどうしても上がってしまうからです。

また、避妊などの目的でピルを飲んでいる女性は、副腎が疲労している可能性が高いといえます。ピルはとても副作用が強い人工のホルモン剤なので、どうしても副腎に大きな負担がかかってしまうからです。

甲状腺についても、病気になる確率は全般に男性より女性のほうが高いことが知られています。

そもそも、女性のホルモンバランスは男性と比べて複雑で、加齢とともにエストロゲンやプロゲステロン、ＤＨＥＡのどれかひとつでも減ってくると、それをきっかけに副腎や甲状腺にも影響が及びがちです。

ですから、特に女性はある程度の年齢になったら、副腎と甲状腺を健やかに保つために、ストレスを軽減し、適度な運動をするなど、生活習慣を見直すことをおすすめします。そして、ビタミンやミネラルが豊富なホルモンの分泌を促す食生活を心がけることが、やはり健康維持の基本なのです。

男性も女性も、更年期障害の裏に、副腎疲労が隠れていることも

男性は主に50代後半、女性は主に40代後半になって、肌の衰えや体調不良などを感じると、「もしかしたら更年期かも……」と不安になってくるもの。

更年期障害とは、男性なら男性ホルモンが、女性なら女性ホルモンの分泌量が年齢とともに低下し、ホルモンバランスが乱れることで起きる、全身の諸症状のことです。

主な症状としては、男女ともに、頭痛や不眠、疲労感、イライラ、不安感、うつ、記憶力や集中力の低下、肩こり、肌荒れ、肥満、性欲減退、性機能の低下などが挙げられます。さらに女性の場合、ほてりや冷えなどが出てくることもあります。

そのため、ある程度の年齢になって突然こうした症状が表れると、「更年期障害に違いない!」と考えてしまうのでしょう。そして、たとえば男性なら、男性ホルモンを上げるイメージが強いうなぎやスッポンを食べたり、栄養ドリンクを飲んで、症状を改善しようとされるのですが、残念ながら、これではまず解決できません。

こうした諸症状が出た場合、確かに、更年期障害の可能性はあります。でも、実際

には、副腎疲労が隠れているケースや、甲状腺が疲れているケースは決して少なくないのです。実際、症状が強く、病院での治療が必要になった場合、男性ホルモンや女性ホルモンの補充を続けても、どうも症状が良くならない、ということがあります。こういうときは、症状の原因が単に性ホルモン低下の問題ではなく、副腎や甲状腺を含めた全身のホルモンバランスの問題なので、それを踏まえた上での検査や治療を行わない限り、症状は改善されません。

先述した通り、体内の大半のホルモンは、もともとコレステロールから作られています。まず、副腎でプレグネノロンというホルモンが作られ、それがもとになって副腎やさまざまな器官で、ビタミンやミネラルの作用を受けて、他のホルモンに作り替えられています。ホルモンはすべてネットワークでつながっており、その一番の要は、やはり副腎なのです。

ですから、病院へ行くほどではないものの、更年期障害のような症状を感じたら、まずは栄養バランスのとれた、野菜が豊富な食事で副腎をいたわって、少し休息をとってみてください。副腎が元気になり、ＤＨＥＡをはじめ、男性ホルモン、女性ホルモン、甲状腺ホルモンなど、全身のホルモンが少しずつ整い、症状が改善される人は多いはずです。

第4章

老けたくなければ、食習慣を変えなさい

女性はもちろん、男性の更年期も

ホルモン分泌の低下とともに、男女ともに表れやすいのが、やはり更年期障害の諸症状でしょう。

更年期障害によって、以前に比べて仕事や家事がうまくいかなくなったり、疲れやすくなったり、肌荒れや抜け毛になったりすると、気分も落ち込みがちで、毎日を若々しく過ごすことは難しくなってしまいます。

女性の更年期については、かなり幅広く知られており、情報もたくさん出ていますが、男性の更年期については、以前より知られるようになったとはいえ、まだ情報が少ないようです。ここで、少し説明しておきましょう。

男性の場合、更年期障害という言葉は使わず、現在、「ＬＯＨ症候群」と呼ばれています。ＬＯＨは、Late-onset Hypogonadism の略で、日本語では「（人生の）後期に発症する性腺機能低下症」となります。テストステロンが急激に低下したために起こる諸症状及び機能障害を意味するもので、「加齢男性性腺機能低下症候群」という名前の病気として認められています。

症状としては、性機能の低下をはじめ、頭痛や不眠、肩こり、イライラ、不安感、記憶力や集中力の低下などが中心です。

ＬＯＨ症候群は、女性のようにはっきりした時期があるわけではありませんが、50代で約1割、60代で約2割の男性が発症しているといわれています。早い人では40代半ばぐらいで起きることもあります。

男性で、まだホルモン低下の実感がない人の場合、「更年期障害になったとしても一時的で、そこを乗り越えればいいんだろう」と軽く考える人もいますが、肥満、脂質異常症、動脈硬化、糖尿病、腎臓障害、骨粗しょう症、ＥＤ、排尿障害などが起こり、ひどい場合は寝たきりになってしまう人もいるほど深刻なもの。症状が重い人は、病院で血液や唾液によりテストステロン値を検査し、医師の診断と治療を受ける必要があります。

今はそれほど不調を感じていない人でも、油断は禁物です。なぜなら、突然ＬＯＨ症候群が進んでしまう可能性は、誰にでもあるからです。早め早めに食生活などを改善してホルモン分泌を維持することで、予防に努めましょう。

ホルモン低下は、さまざまな病気の原因になる

ホルモンの低下は、「どうせ見た目の問題が大きいのだから、気にしなければいい」と言ってしまえるような軽い問題ではありません。なぜならそれは、男女とも、年齢に伴って表れるさまざまな病気の原因にもなっているからです。

まず、男性の場合から見てみましょう。

テストステロンが減ると、血管をしなやかに保つために欠かせない一酸化窒素が出にくくなって、動脈硬化が進みやすくなります。

影響は全身に及びますが、そのひとつが、血管のかたまりともいえる、腎臓です。一酸化窒素が出にくくなると腎臓の働きが悪くなるため、腎臓の炎症が起きやすくなるのです。腎臓の働きが落ちてくるとおしっこが薄くなって量ばかり増えてしまうため、頻尿の一因になることもあります。

また、男性ホルモンが少ない人に多い傾向にあるのが、2型糖尿病です。

糖尿病は、食べ物からとった糖の代謝がうまくいかなくなる病気です。

本来男性は筋肉がついているので、食事で糖をとっても、動くことによって筋肉がどんどん消費します。しかし、テストステロンが減ると筋肉も減りやすくなってしまうため、筋肉量の低下とともに基礎代謝も落ち、糖を消費しきれなくなります。

すると、余分な糖は脂肪として蓄えられ、肥満につながります。そして、体内で糖が過剰な状態が続けば、それがやがて血中に流れ出し、糖尿病を発症するのです。

さらに、肥満になると脂肪細胞が肥大化し、「肥大脂肪細胞」になってしまいます。この脂肪細胞が、すい臓から分泌されるインスリンの効き目を悪くする（インスリン抵抗性を上げる）さまざまな成分を分泌するため、糖尿病が悪化してしまいます。

そのほか、テストステロンが下がると、全身の免疫能力も低下してしまうため、結果的にがんになりやすくなることもわかっています。

また、骨粗しょう症にも注意が必要です。女性の場合、エストロゲンやプロゲステロンが減ると骨が弱くなることが知られていますが、男性もテストステロンが減ると骨が弱くなることは、あまり知られていないようです。

骨が弱ってしまうと、若さを保つのが難しくなることは、言うまでもありません。ホルモンの分泌量を維持して、からだの中から、若さと元気を保っていきましょう。

ホルモンの低下が、女性特有の病気を招く

女性の場合も、女性ホルモンの低下によってさまざまな病気が起こりやすくなるのですが、男性とは、ちょっと状況が異なります。

女性の若さと健康維持に働いているエストロゲンとプロゲステロンですが、ある程度の年齢になってから、この2つのホルモンがゆるやかにほとんど同じぐらい減っていくのであれば、それほど問題はありません。

女性にとってもっとも大切なのは、実は、エストロゲンとプロゲステロンのバランスです。プロゲステロンの分泌だけが先に大きく落ちて、エストロゲンが多い状態が続くことを「エストロゲン優勢状態」と呼び、これこそが、女性の健康にさまざまな悪影響を及ぼす主な元凶なのです。

エストロゲンというと、とても女性のからだに良いものと思われがちですが、非常に強いホルモンであるため、プロゲステロンが低下しているのにエストロゲンだけが多いと、その副作用がさまざまな形で表れてしまいます。

更年期障害やプレ更年期の諸症状はもちろん、若い女性の間でも起きる不快な諸症状であるPMS（月経前症候群）も、要するに、エストロゲン優勢状態によって引き起こされる現象です。更年期やプレ更年期の場合は、年齢の関係でエストロゲンよりも先にプロゲステロンの分泌が低下したことで、エストロゲン優勢状態になります。PMSの場合は、女性のホルモン周期の関係で月経前にプロゲステロンの分泌が下がりエストロゲンの分泌が上がることで、エストロゲン優勢状態になってしまうのです。

エストロゲン優勢状態が長く続くと、子宮内膜がんや乳がんのリスクが高まることがわかっています。ほかにも、血管の質が落ちる、血栓ができやすくなる、体脂肪を増加させる、塩分や水分を体内にため込んでしまう、血糖値のコントロールが弱まる、自己免疫疾患の引き金になるなど、実にさまざまな問題の要因になることがわかっています。

さらに女性の場合、エストロゲン優勢状態でなかったとしても、女性ホルモンの分泌が著しく低下すれば、やはり健康に問題が起きやすくなります。

その代表が、骨粗しょう症です。骨というと、ただカルシウムが不足していると思われがちですが、中高年の女性の場合は、女性ホルモンの減少が主な原因であるケースが多いのです。

骨は、骨芽細胞と破骨細胞という2つの細胞がバランスよく働くことで作られています。簡単にいえば、破骨細胞が古くなった骨を壊し、骨芽細胞が新しい骨を作る、そのバランスで成り立っています。

そして、エストロゲンには破骨細胞を自然に死なせてその働きを弱める力があるので、エストロゲンが十分にあると、骨が衰えていくのを抑えられます。一方、プロゲステロンは、骨芽細胞を増やす働きを持っています。

ですから、エストロゲンとプロゲステロンがバランスよく十分に分泌されていれば、骨の健康が保たれるわけで、女性の場合、これらのホルモンのどちらかが減っても、骨は弱っていってしまう宿命にあるのです。

女性は骨を健やかに保ち続けるためにも、ある程度の年齢になったら食生活に気をつけなければなりません。そのとき、カルシウムにばかり気を取られるのではなく、ホルモンの分泌を促すために、ビタミンやミネラルをしっかり補給しましょう。

なお、カルシウムの吸収をよくするためには、ビタミンDやビタミンK、マグネシウムなどのミネラルを一緒にとることも大切です。

血管系の深刻な病気にも影響を及ぼす

男女ともに、ホルモンの低下でもっとも恐ろしいのは、脳や心臓など、命にかかわる病気にも関係しているという事実です。

これは、男性と女性では、それぞれ仕組みが異なります。

男性の場合、テストステロンが低下すると、全身の血管をしなやかにし、血流を良くする一酸化窒素が出にくくなってしまいます。つまり、テストステロンの分泌が落ちて一酸化窒素の量が減ると、動脈硬化が進むことで、高血圧や脳卒中、急性心筋梗塞などの心臓病のリスクが上がってしまうのです。実はこれが、EDの主な原因でもあります。

ですから男性の場合、勃起力の衰えを感じたら動脈硬化が進行している可能性があります。血液や血管の状態を一度調べてみるとよいでしょう。

一方女性の場合は、主にプロゲステロンの分泌量の低下が問題を引き起こします。プロゲステロンには、血管の質を良くする、血栓をできにくくする、血液の流れを良くするといった、血管の健康を守ってくれる作用があり、その一方でエストロゲンには、血管の質を落としたり、血栓をできやすくする作用があります。

このため、プロゲステロンが十分にある場合は、エストロゲンの悪影響からも血管が守られるのですが、更年期になってプロゲステロンの量が減り、エストロゲン優勢状態が続くと、血管の状態が悪くなって心臓血管系の病気になるリスクが上がってしまうのです。

一般に、心筋梗塞や脳卒中などは、男性のほうが多いと思われています。確かに若いうちはそうなのですが、閉経後の女性に限ると、発生頻度に男女差はあまりなくなります。その事実こそが、女性ホルモンが血管系の深刻な病気を抑制していることを物語っているといえるでしょう。

動脈硬化の予防といえば、運動と食生活が重要であることは、皆さんもご存じでしょう。野菜をたっぷり食べることは、ビタミンとミネラルの補給によりホルモンの分泌を促すだけでなく、食物繊維が余分なコレステロールの排出を促すなど、血管を健康に保つ上でも、さまざまな効果が期待できます。

ホルモン低下の原因のひとつが、「食生活」である

ホルモンの分泌低下が目立ってくるのは、男性も女性も、主に40代以降です。しかし中には、30代の人でも、ホルモンが低下してしまう人がいます。

非常にストレスが多かったり、何か病気を抱えている場合もありますが、一人暮らしなどで、食生活の乱れが原因になっているケースも決して珍しくありません。

まず目立つのが、野菜や果物類の不足している人です。

朝はトーストやシリアルだけ、昼はそばやカレーライスのみ、ミートスパゲッティーのみ、チャーハン、ラーメンのみ……。このように、多くの人が、特に意識しなくても、炭水化物とたんぱく質は自然と口に入れているのですが、これでは、いずれも野菜がまったく不足しています。

何度もふれてきたように、野菜が不足すれば、ホルモン生成に欠かせないビタミン類やミネラル類が不足します。からだを老けさせない抗酸化作用を発揮してくれる、ビタミンA、ビタミンC、ビタミンEも足りなくなってくるでしょう。

そして、ホルモン分泌に欠かせないコレステロールが不足してしまう人も、以前よりは増えてきました。

　普通の食事をしている限り、コレステロールが不足することはあまりないのですが、動脈硬化の予防として、鶏卵や魚卵、あん肝など、コレステロールが高い食品を一切口にしないという人がいるのです。コレステロールが脂質の一種であることから、ダイエット目的で油を完全に排除してしまう人もいます。

　こういう食生活を長く続けていると、さすがにコレステロールが不足し、ホルモンが十分に作られなくなってしまうことがあります。

　さらに注意したいのが、忙しい人や一人暮らしの人が増えたことで、コンビニの弁当やスーパーの惣菜、カップ麺、菓子類などの利用頻度が上がっていることです。

　コンビニの弁当やスーパーの惣菜も、最近は原料がよく吟味され、栄養バランスが考えられているものも出てきています。しかし、それでも毎日のように店で買ってきたものを食べていると、どうしてもビタミンCをはじめ、ビタミン類は不足してしまうでしょう。

　また、意外なところでは、容器の問題もあります。

　一部のプラスチック製容器を加熱すると、環境ホルモンが溶け出し、密着している食品に移ってしまうことが報告されています。決まった加熱時間を守っても、容器が溶けたりしていなくても、環境ホルモンが出ていることがあり得るのです。カップ麺の容器も、ものによっては熱湯をかけることで、環境ホルモンが出ている可能性は否めません。環境ホルモンから身を守るためには、電子レンジで温める前に、陶器の器に移し替えたほうが安全です。

では、コンビニで売っているサラダやスーパーのカット野菜なら安心して食べられるかというと、残念ながらそうとも言い切れません。コンビニやスーパーで売られているカット済みの野菜類は、消毒のために次亜塩素酸ナトリウムが使用されている可能性が高いのです。この成分は甲状腺機能の低下につながることがわかっています。

もちろん、忙しいときなど、必要に応じて利用するぶんには問題ないので、あまり神経質になり過ぎる必要はないでしょう。

しかし、やはり野菜をたっぷり使ったスープなどを自宅で作って毎日食べている人と、そうでない人では、長い間に栄養状態や、ホルモンの分泌量、健康状態に少しずつ差が出てくることは、間違いないのです。

食事や習慣に注意すれば、ホルモンバランスは整ってくる

皆さんの中には、本書を手にとりつつも、「本当のところ、食事や習慣を変えたぐらいで、低下しはじめたホルモンの分泌量はもう上げられないのではないか?」と、いまだに半信半疑の方もいるかもしれません。

確かに、病的にホルモンの分泌が落ちてしまった人は、病院で治療しなければそれを回復させることは難しいでしょう。でも、そこまでではなく、「最近、なんとなく、歳を感じる……」という、ホルモンが低下しはじめたレベルの人であれば、食事や習慣を見直すことで、全身のホルモンバランスを整えていくことは十分可能なのです。

たとえば、男性のアンチエイジングに詳しい順天堂大学の堀江重郎教授の研究によると、農村地区でからだを動かす第一次産業に就いている人は、男性ホルモンの減り方がゆるやかで、これと比較して、都市部のサラリーマンは減り方が速いそうです。これは、日々の運動量やストレス、食事内容、生活習慣、環境汚染などがホルモンの分泌に影響を及ぼしているという、証《あかし》のひとつといえるでしょう。

この研究は男性が対象ですが、女性にも同じことがいえると考えられています。つまり、男女問わず、ホルモンの量は、生まれ持った体質以上に、生活習慣や環境が与える影響がかなり大きいのです。

ホルモン分泌に大きな影響を及ぼすのが、まず、ストレスです。

ホルモン分泌の要である副腎は、ストレスを感じると、コルチゾールというホルモンを作るようにできています。コルチゾールはDHEAから作られるのですが、ストレスがかかり続けるとDHEAの多くがコルチゾールのために使われてしまい、その分、同じくDHEAを原料に作られている性ホルモンの量が減ってしまうのです。

ですから、副腎を元気に保ち、ホルモン分泌を維持するためには、できるだけストレスを減らすこと、そしてたまったストレスは、運動や趣味、自分ならではのリラックス法などで、随時解消していくことが大切です。

また、座りっぱなしのサラリーマンより、日々からだを動かして働いている人のほうがホルモン分泌の低下が遅いことからもわかるように、運動が重要であることも間違いありません。

適度な運動は、ホルモンの分泌に限らず、若さと健康を維持する上で必要不可欠です。そもそも、ある程度の年齢を過ぎると、人間の筋肉は何のトレーニングもしなければ、確実に落ちていきます。筋肉が落ちれば代謝も落ちて太りやすくなりますし、何より見た目の老化につながります。

特に男性の場合、テストステロンは筋肉でも生成されているので、筋肉が落ちていくと、性ホルモンも減ってしまうため、適度な運動は欠かせないのです。

そしてやはり、食事の影響は見過ごせません。先ほどの研究結果を見ても、農村地区で農業や漁業、酪農業などに従事している人々が、都会のサラリーマンに比べて、野菜をたっぷり食べているであろうことは、容易に想像がつきます。

野菜をたくさん食べれば、全身のホルモンの生成に欠かせないビタミンやミネラル類が不足する可能性が下がりますし、抗酸化作用の面からも、全身の健康維持に必ず役立ちます。

もちろん、ホルモンの原料となるコレステロールの不足を防ぐ意味でも、極端なダイエットや脂質カットは禁物です。また、ホルモンの生成に欠かせない酵素の原料となるたんぱく質も、必ずとるように心がけましょう。

そして、質の良い睡眠が健康維持に欠かせないことは改めて言うまでもないでしょう。このような習慣と食生活を、少なくとも3か月は続けてみてください。多くの人が、からだが若返っていくのを、実感できるはずです。

副腎を元気にする、ビタミンB群とビタミンC

これまで述べてきた通り、いつまでも若さと健康を保ち続けるためには、ビタミンA、ビタミンB群、ビタミンC、ビタミンEなど、たくさんのビタミン類が必要です。しかし、その中でも、特に意識的にとる必要がある栄養素といえば、ビタミンB群とビタミンCでしょう。

なぜなら、どちらも、ホルモンの要である副腎の健康に欠かせないからです。ストレスを感じた副腎がコルチゾールを分泌すると、大量のビタミンB群が消費されてしまいます。

しかも、ビタミンB群の一部は、腸内環境が整っていれば、自分の腸内で作ることができるのですが、副腎が弱っている人は腸も弱っている人が多いため、積極的にビタミンB群をとらないと追いつかないのです。

ビタミンB群が豊富な食材には、まず豚肉が挙げられます。副腎の健康を維持する観点からは、同じ肉でも、鶏肉や牛肉以上に豚肉を意識的に食べるとよいでしょう。

なお、ビタミンB群は野菜だけではなかなかとりづらいのですが、本書で紹介している野菜スープは、いずれもビタミンB群が少しでもとれるように工夫したメニュー・作り方になっています。

次に、ビタミンCですが、私たちのからだの中で、ビタミンCをたくさん使っている臓器はいくつかあるのですが、その中でも、もっともビタミンCを多く消費している臓器が、やはり副腎なのです。

実際、副腎疲労を起こしている方の治療には、ビタミンCの補給が行われます。

若いうちはそれほど気にしなくても大丈夫なのですが、40歳を過ぎて、仕事や家庭でのストレスが大きくなってくると、普通の食生活から得たビタミンCは、知らないうちに体内であっという間に消費されている可能性があります。ですから、若いうちはまだしも、ある程度の年齢になったら、意識的にビタミンCが豊富な食材をメニューに取り入れていく必要があるのです。

さらにビタミンCが強い抗酸化パワーを持っていることも、忘れてはいけません。

ビタミンCを多く含む野菜には、パプリカ、カリフラワー、ブロッコリー、キャベツ、かぼちゃ、さつまいも、じゃがいもなどがあります。ぜひこれらの野菜を意識的にとって、副腎の健康を保ってください。

第4章

老けたくなければ、食習慣を変えなさい

女性に特に欠かせない、ビタミンEの重要性

女性ホルモンの中でも、30代半ばを過ぎるといち早く減りはじめてしまうのがプロゲステロンです。

プロゲステロンの低下が著しいと、エストロゲン優勢状態に陥りやすく、更年期障害の諸症状をはじめ、肌のハリの衰えなど、若さと健康の維持にさまざまな悪影響が表れてきます。

そこで、女性は毎日の食事において、特にプロゲステロンの生成を促す栄養素をとる必要があるわけですが、コレステロール、ビタミン、ミネラル類の中であえてひとつだけ強調するなら、それはビタミンEでしょう。

ビタミンEにはプロゲステロンの生成を促す以外にも、プロゲステロンの受容体の感受性を高める作用があるのです。

つまり、ビタミンEをしっかりとると、プロゲステロンの働きが良くなる可能性が高いということです。実際、ビタミンEが更年期症状の緩和に効果があったという報

告もあります。

また、何度かふれてきた通り、ビタミンEはビタミンA、ビタミンCとともに、抗酸化力の高いビタミンでもあり、ホルモン低下の問題だけでなく、動脈硬化やがんなどの病気予防にもパワーを発揮してくれます。まさに、女性の若さと健康を保つために、欠かせない栄養素といえるでしょう。

ビタミンEが豊富な野菜といえば、かぼちゃ、パプリカ、ほうれん草などが挙げられます。

いずれも男性の若さと健康維持にも役立つ食材ですが、特に女性は、日頃からこれらの野菜を意識して食べることをおすすめします。

そして、ビタミンEの抗酸化作用は、ビタミンCと一緒にとることで高まることがわかっているので、ぜひ、ビタミンCが豊富な野菜や果物と組み合わせて、老けないからだ作りを目指してください。

なお、ビタミンEは、アーモンドやヘーゼルナッツといったナッツ類やアボカドなどに豊富なことが知られていますが、これらの食品は脂質も多いのでとり過ぎに気をつけましょう。

糖質のとり過ぎは、アンチエイジングの点からもNG

見た目の若々しさを保つためにも、ホルモンの分泌を促して健康を維持するためにも、太り過ぎないことはとても重要です。

しかし、実際には、ほとんどの人が、若い頃と同じ食事・運動量・生活習慣のままだと、30代後半頃から、確実に体重が増えはじめます。

年齢とともに太りやすくなるのは、運動量の低下や筋肉量の低下により、代謝が落ちるのが主な要因です。また、男性も女性も性ホルモンが低下するとからだに脂肪がつきやすくなるため、ホルモン分泌の低下も関係しています。

ですから、もし、体重がどんどん増えていくようだったら、早めに食生活を見直して、脂肪がからだにつき過ぎないように対策をとるべきです。

私たちが太る大きな要因は、糖質と脂質です。

皆さんご存じの通り、糖を多く含んでいる食品は、甘いものと炭水化物です。

実は、特に日本人は、炭水化物によって太りやすい性質を持っていると考えられています。日本人は古くから主に穀物で栄養を摂取してきたので、体質的に脂質より炭水化物をエネルギーとしてからだに蓄えやすいようにできています。そのため、食べ物からとった炭水化物が分解されて糖分になると、それが脂肪に変換され、からだについてしまいやすいのです。

ちなみに、炭水化物と並んで太る原因として知られる脂質は、とり過ぎると便と一緒に体外へ排出されやすい傾向にあります。つまり、ダイエットといえば糖質制限食を行う人が増えていますが、確かに日本人は脂質を抑えるより炭水化物を抑えたほうがやせやすいのです。

また、糖質を多くとり過ぎると、当然糖尿病のリスクも上がりますし、認知症になるリスクも上がることがわかっています。ほかにも、余分な糖はからだを太らせるだけでなく、私たちのさまざまな組織を老けさせてしまうことがはっきりしてきました。最近、「抗酸化」に次いで、「抗糖化」がアンチエイジングの主流になってきたのは、そうした理由があるからです。

さらに、炭水化物のとり過ぎは、ホルモンバランスの面からもおすすめできません。というのも、炭水化物をとり過ぎると、ホルモン分泌の要である副腎が疲れ、全身のホルモンの生成に影響が及んでしまいます。

第4章

老けたくなければ、食習慣を変えなさい

ざっと、その仕組みを確認しておきましょう。

炭水化物や砂糖などの糖質を食べると、血糖値が急激に上がります。

そこで、上がった血糖値を下げるために、すい臓はインスリンを分泌します。

しかし、私たちの体内でホルモンによって行われる血糖値の調節は、実はあまりうまい具合には働きません。インスリンが分泌されると血糖値は急激に下がるのですが、下がり過ぎてしまうことが多々あるため、今度は血糖値を平常レベルまで引き上げようと、副腎がコルチゾールを分泌してしまいます。

つまり、糖質をたくさんとると、インスリンとコルチゾールがどんどん分泌され、血糖値の乱高下とともに、副腎が疲れていってしまうのです。

激しい運動の前や、肉体的な労働の前などは、すぐにエネルギーに変わりやすい炭水化物をとるのもよいでしょう。しかし、そうでない場合は、炭水化物は少なめを意識したほうが無難です。

極端な糖質制限はからだによくありませんが、野菜や肉、魚、卵などを多めに食べるようにして、そのぶん炭水化物を少なめに心がけるのは、アンチエイジングの観点からも、正しい選択といえるのです。

［著者紹介］

平野敦之

ルネスクリニック院長。日本泌尿器科学会専門医、日本抗加齢医学会専門医・評議員、日本再生医療学会認定医、和歌山県立医科大学泌尿器科学非常勤講師。

和歌山県立医科大学卒業。同泌尿器科助教授、高輪メディカルクリニック副院長などを経て、現職。1997～98年米国ピッツバーグ大学メディカルセンターに留学し、移植免疫学を研究する。2003年、葉山ハートセンター内アンチエイジングセンター勤務時より、抗加齢医学の概念を取り入れ診療に取り組んでいる。

森由香子

管理栄養士。日本抗加齢医学会指導士。

東京農業大学農学部栄養学科卒業。2005年より、東京・千代田区のクリニックにて、入院・外来患者の血液検査値の改善にともなう栄養指導、食事記録の栄養分析、ダイエット指導などに従事している。また、フランス料理の三國清三シェフとともに、病院食や院内レストラン「ミクニマンスール」のメニュー開発、料理本の制作などを行う。抗加齢指導士の立場からは、〈食事からのアンチエイジング〉を提唱している。

［staff］

本文デザイン……青木佐和子
編集協力……………上原章江
撮影……………………小野岳也
スタイリング……roomF
撮影協力……………石神井ファーム

作《つく》りおき
「野菜《やさい》スープ」で老《ふ》けない習慣《しゅうかん》

2018年 8月1日 第1刷

著 者 平《ひら》野《の》敦《あつ》之《ゆき》
森《もり》由《ゆ》香《か》子《こ》

発行者 小澤源太郎

責任編集 株式会社 プライム涌光

電話 編集部 03(3203)2850

発行所 株式会社 青春出版社

東京都新宿区若松町12番1号〒162-0056
振替番号 00190-7-98602
電話 営業部 03(3207)1916

印刷 大日本印刷 製本 大口製本

万一、落丁、乱丁がありました節は、お取りかえします。
ISBN978-4-413-11266-6 C0077

青春新書プレイブックス

平野敦之と森由香子の本

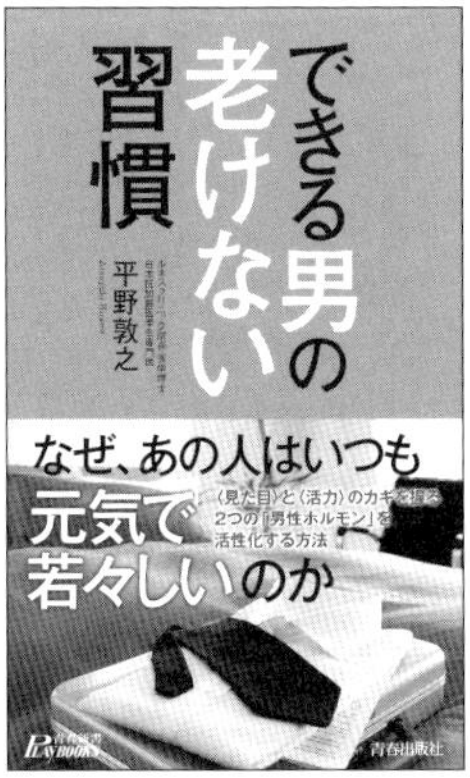

できる男の
老けない習慣

平野敦之

ISBN978-4-413-21068-3　本体1000円

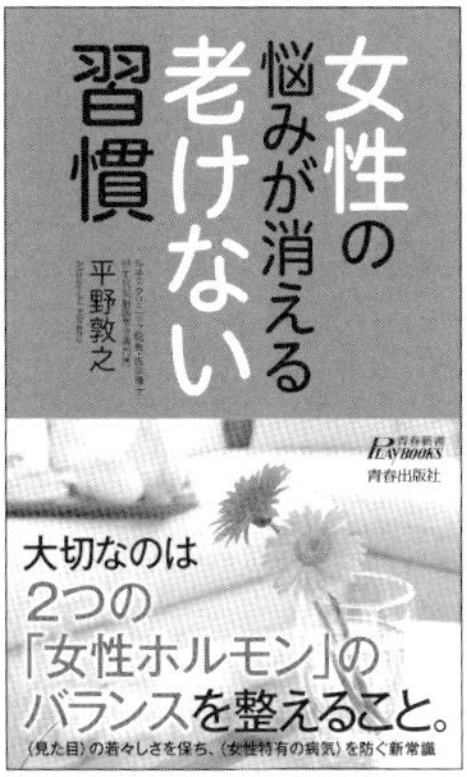

女性の
悩みが消える
老けない習慣

平野敦之

ISBN978-4-413-21084-3　本体1000円

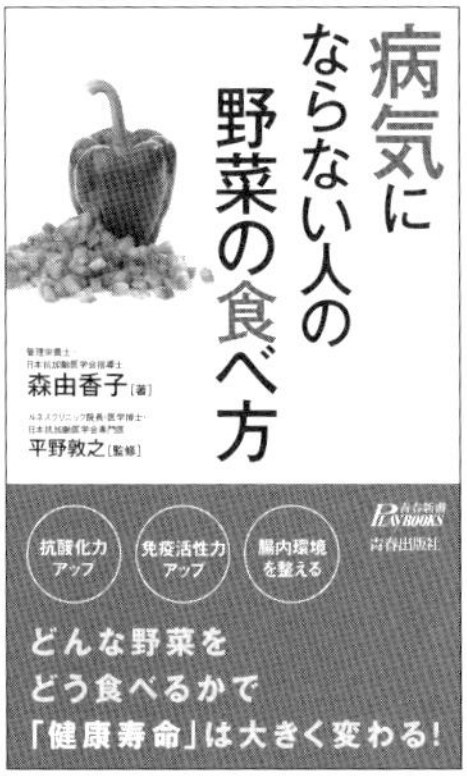

病気に
ならない人の
野菜の食べ方

森由香子・著　平野敦之・監修

ISBN978-4-413-21056-0　本体1000円

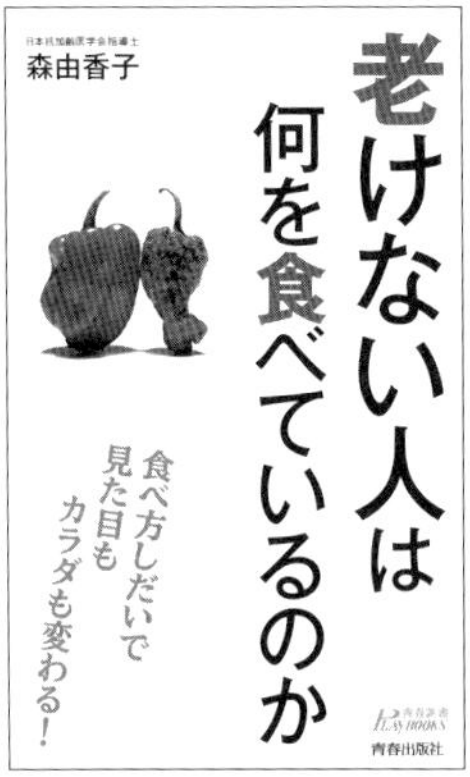

老けない人は
何を食べて
いるのか

森由香子

ISBN978-4-413-21034-8　本体1000円

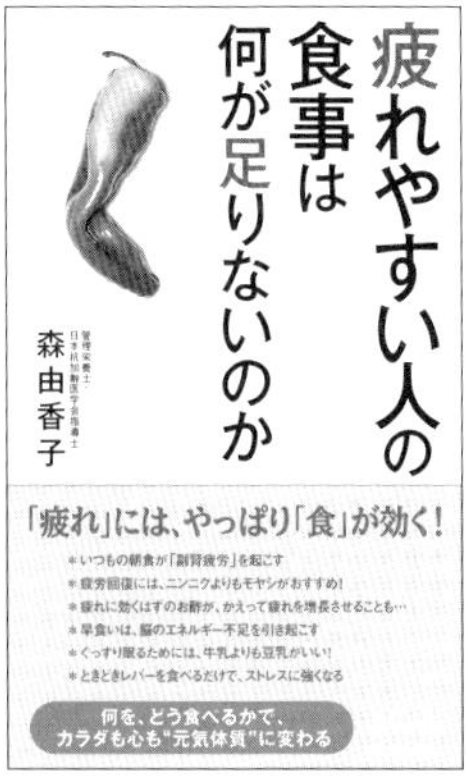

疲れやすい人の
食事は
何が足りないのか

森由香子

ISBN978-4-413-21049-2　本体1000円

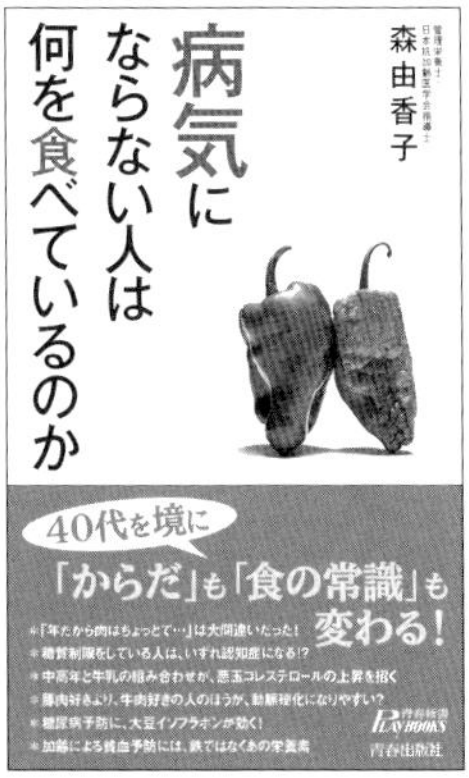

病気に
ならない人は
何を食べているのか

森由香子

ISBN978-4-413-21078-2　本体1000円

お願い　ページわりの関係からここでは一部の既刊本しか掲載してありません。折り込みの出版案内もご参考にご覧ください。